国医大师李今庸医学全集

古籍录语

李今庸　编著

学苑出版社

图书在版编目（CIP）数据

古籍录语/李今庸编著 . —北京：学苑出版社，2018.12

（国医大师李今庸医学全集）

ISBN 978 - 7 - 5077 - 5608 - 1

Ⅰ.①古…　Ⅱ.①李…　Ⅲ.①中国医药学 – 古籍 – 语录 – 汇编

Ⅳ.①R2

中国版本图书馆 CIP 数据核字（2018）第 263606 号

责任编辑：黄小龙

出版发行：学苑出版社

社　　址：北京市丰台区南方庄 2 号院 1 号楼

邮政编码：100079

网　　址：www.book001.com

电子邮箱：xueyuanpress@163.com

销售电话：010 - 67601101（销售部）67603091（总编室）

印　刷　厂：北京画中画印刷有限公司

开本尺寸：787 × 1092　1/16

印　　张：17

字　　数：251 千字

版　　次：2018 年 12 月第 1 版

印　　次：2018 年 12 月第 1 次印刷

定　　价：68.00 元

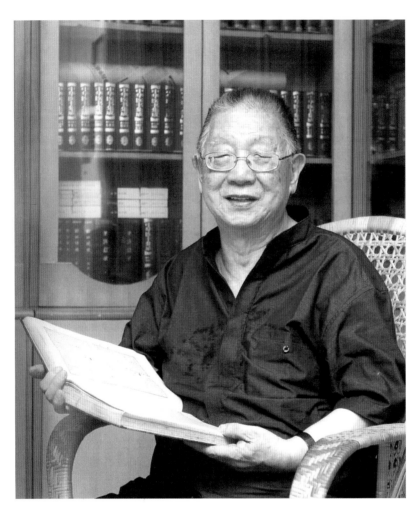

　　李今庸，男，1925年出生，湖北枣阳市人，当代著名中医学家，中医教育学家，湖北中医药大学终身教授，国医大师，国家中医药管理局评定的第一批全国老中医药专家学术经验继承工作指导老师。

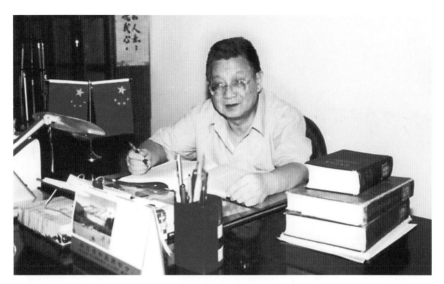

李今庸教授主持湖北省中医药学会工作 20 余年

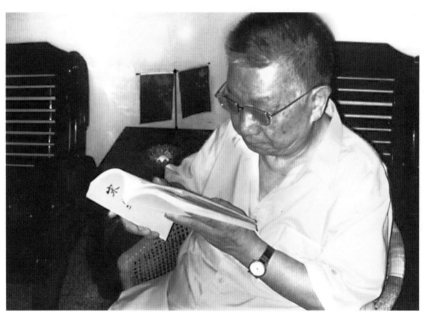

李今庸教授在研读史书

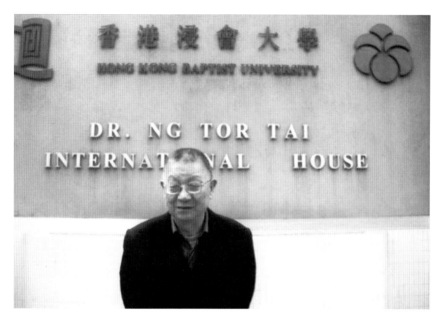

李今庸教授在香港浸会大学讲学期间留影

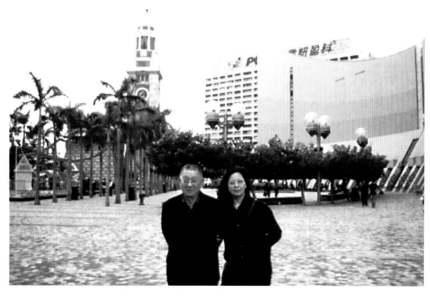

李今庸教授在香港讲学期间与女儿李琳合影

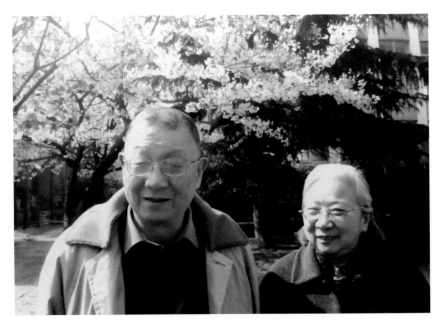

李今庸教授与夫人齐立秀合影

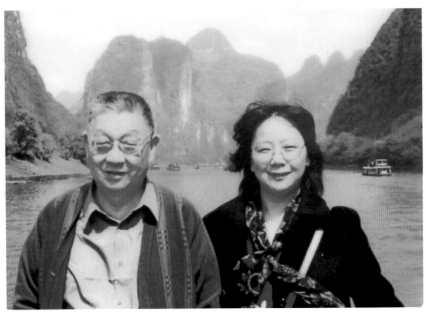

李今庸教授与女儿李琳合影

中国的长期封建社会中，创造了灿烂的古代文化。清理古代文化的发展过程，剔除其封建性的糟粕，吸收其民主性的精华，是发展民族新文化提高民族自信心的必要条件；但是决不能无批判地兼收并蓄。

摘自《新民主主义论》

李今庸教授书法（一）

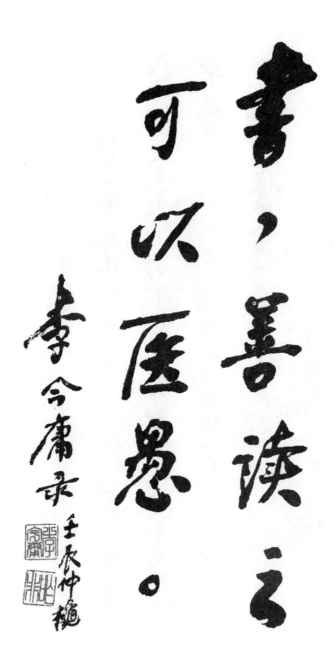

書，善讀之
可以醫愚。

李今庸錄 壬辰仲秋

李今庸教授书法（二）

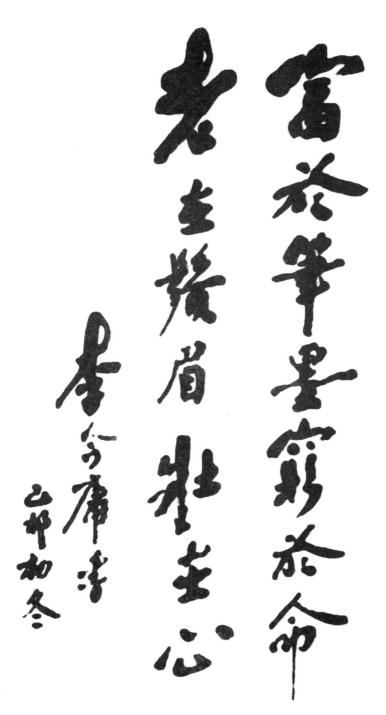

富於筆墨窮於命
老去聲眉牡丹心

李今庸書
乙卯初冬

李今庸教授书法（三）

鞠躬顾职，岂能尽如人意；

渴谋斯任，但求无愧我心。

李今庸教授书法（四）

通古博今研岐黄　精勤不倦育桃李

（代总前言）

　　李今庸先生，字昨非，1925 年出生于湖北省枣阳市唐家店镇一个世医之家。今庸之名取自《三字经》："中不偏，庸不易。" 意为立定志向，矢志不移，永不改易。昨非，语出陶渊明《归去来兮辞》："实迷途其未远，觉今是而昨非。" 含有不断修正自己错误认识的意思。书斋曰莲花书屋，义出周敦颐《爱莲说》："出污泥而不染，濯清涟而不妖。" 李今庸先生平生行止，诚如斯言。《孟子·滕文公章句上》说："舜何人也，予何人也，有为者亦若是。" 他把这句话作为座右铭。

　　李今庸先生从医 80 载，执教 62 年，在漫长的医教研生涯中积累了宝贵的治学经验。其治学之道，建造了弟子成才的阶梯，是后学登堂入室的通途。听其教、守其道、恭其行者，多能登堂入室，攀登高峰。

博学强志　医教研优

　　李今庸先生 7 岁入私塾读书，开始攻读《论语》《孟子》《大学》《中庸》《礼记》等儒家经典，他博闻强志，日记千言，常过目成诵。1939 年随父学医，兼修文学，先后研读《黄帝内经》《针灸甲乙经》《难经》《伤寒论》《金匮要略》《脉经》《诸病源候论》《千金要方》《千金翼方》《外台秘要》《神农本草经》等，随后其父又命其继续攻读历代各家论著和各科著作，并指导他阅读《毛诗序》《周易》《尚书》等书。对于《黄帝内经》，他大约只用了一年的时间，即将其内容烂熟于心。现在只要提到《黄帝内经》的某一内容，他都能不假思索明确无误地给你指出，本段内容是在《素问》或《灵枢》的某一篇，所以被人们誉为 "《内经》王""活字典"。

1961年，时任湖北中医学院副院长的蒋立庵先生，将一本《江汉论谈》杂志给了李今庸先生。他认真阅读后，敏锐地意识到蒋老是希望他掌握校勘训诂学的知识，以便有效地研究整理古典医籍。从20世纪60年代初开始，他先后阅读了大量有关古代小学类书籍。通过认真阅读《说文解字》《说文解字注》《说文通训定声》《说文解字义证》《说文解字注笺》等，他对许学相当熟悉。又广泛阅读了雅学、韵书以及与小学有关的一些书籍。从此，他掌握了治学之道，并以此助推医教之道。

一般而言，做学问应具备三个条件，一为深厚的家学，二为名师指点，三为个人勤奋。这三点李今庸先生都具备了，所以先生才有了今天的成就。

李今庸先生在1987年~1999年间，先后被中国中医研究院（现中国中医科学院）研究生部、张仲景国医大学、长春中医学院（现长春中医药大学）等单位聘为客座教授和临床教授，为这些单位的中医药人才培养做出了贡献。1991年5月被确认为第一批全国老中医药专家学术经验继承工作指导老师，同年获国务院政府特殊津贴；1999年被中华中医药学会授予全国十大"国医楷模"称号；2002年获"中医药学术最高成就奖"；2006年获中华中医药学会"中医药传承特别贡献奖"；2011年被国家中医药管理局确定为全国名老中医药专家传承工作室建设项目专家；2013年1月被人事部确定为首批中医药传承博士后合作导师，为国家培养中医药高层次人才。

校勘医典　著作等身

李今庸先生在治学上锲而不舍，勇攀高峰，正所谓"路漫漫其修远兮，吾将上下而求索"。他在20世纪60年代就步入了校勘医典这条漫长而又崎岖的治学之路。在这方面他着力最勤，费神最深，几乎是举毕生之力。他曾说道：首先要善于发现古书中的问题，然后对所发现的问题，进行深入研究考证，并搜集大量的古代文献加以证实。当写成文章时，又必须考虑所选用文献的排列先后，使层次分明，说明透彻，让人易于读懂。如此每写一篇文章，头痛数日不已，然而他仍乐此不疲。虽是辛苦，然也获得了丰硕的成果。经一番整理后，不仅使这些古籍中的文字义理畅达，而且其医学理论也明白易晓，从而使千百年的疑窦焕然冰释，实有功于后学。

李今庸先生首创以治经学方法研究古典医籍。他将清朝乾嘉时期所兴起的治经学方法，引入到古医籍的研究整理之中。他依据训诂学、校勘学、音韵学、古文字学的基本原理，以及方言学、历史学、古文献学、考古学和历代避讳规律等相关知识，对古医书中的疑难问题进行了深入研究。对古医书中有问题的内容，则采用多者刈之，脱者补之，隐者彰之，错者正之，难者考之，疑者存之的方法，细心疏爬。他治学态度严谨，一言之取舍必有于据，一说之弃留必合于理。其研究所涉及的范围相当广泛，如《素问》《灵枢》《难经》《甲乙经》《太素》《伤寒论》《金匮要略》《神农本草经》《肘后方》《新修本草》《千金要方》《千金翼方》《马王堆汉墓帛书》以及周秦两汉典籍中有关医学的内容。每有得则笔之以文，其研究的千古疑难问题多达数百处。从 20 世纪 50 年代末至现在，他发表了诸如"析疑""揭疑""考释""考义"这类文章 200 多篇。2008 年，他在外地休养的时候，凭记忆又搜集了古医书中疑问之处 88 条，其中部分内容现已整理成文。由此可见，先生对古医籍疏爬之勤。

设帐杏坛 传道授业

李今庸先生执教已 62 个春秋，在中医教育学上，开创和建立了两门中医经典学科教育（《黄帝内经》《金匮要略》）。他先后给师资班、西学中班、本科生、研究生等各类不同层次学生讲授《金匮要略》《黄帝内经》《难经》及《中医学基础》等课程。自 1978 年开始，又在全国中医界率先开展《内经》专业研究生教育。同时，李今庸先生还先后赴辽宁、广西、上海等地的中医药院校讲授《黄帝内经》《金匮要略》等经典课程。

李今庸先生非常重视教材建设。1958 年～1959 年，他首先在湖北中医学院筹建金匮教研组，并担任组长，其间编写了《金匮讲义》，作为本院本科专业使用。1963 年代理主编全国中医学院第二版试用教材《金匮要略讲义》，从而将金匮这一学科推向了全国；1973 年为适应社会上的需求，该书再版发行；1974 年协编全国中医学院教材《中医学基础》；1978 年，主编《内经选读》，供中医本科专业使用，该教材受到全国《内经》教师的好评；1978 年，参与编著高等中医药院校教学参考丛书《内经》；1982 年主编高等中医药院校本科生、研究生两用教材《黄帝内经选读》；1987 年为光明中医函授大学编写了《金匮要略讲解》。几十年来，李今庸先生为中医药院校教材建设，倾注了满腔心血。

李今庸先生注重师资队伍建设。李今庸先生在主持原湖北中医学院内经教研室工作时，非常重视对教师的培养。1981 年，他在教研室提出了"知识非博不能反约，非深不能至精"的思想。他要求教师养成"读书习惯和写作习惯"。为配合教师读书方便，他在教研室创建了图书资料室，收藏各类图书 800 余册。并随时对教师的学习情况进行督促检查。1983 年，他组织教研室教师编写了《黄帝内经索引》；1986 年，他又组织教研室教师编写了《新编黄帝内经纲目》。通过编辑书籍及教学参考资料，以提高教师的专业水平。在对教师的使用上，尽量做到人尽其才，才尽其用。通过十几年坚持不懈努力，现已培养出一批较高素质的中医药教师队伍。

在半个多世纪的中医药教学生涯中，先生主张择人而教、因材施教，注重传授真知和问答教学。他要求学生学习中医时必须树立辩证唯物主义和历史唯物主义思维方式，将不同时代形成的医学著作和理论体系置于特定历史时代背景中研究，重视经典著作教学和学生临床实践。1962 年，先生辅导高级西医离职学习中医班集体写作"从藏府学说看祖国医学的理论体系"一文，全文刊登于《光明日报》，并被《人民日报》摘要登载、《中医杂志》全文收载，在全国产生很大影响。

扎根一线　累起沉疴

李今庸先生在 80 年的医疗实践中，形成了独特的医疗风格，完整的临床医学思想，积累了大量的临床经验。其一，形成了完整的临床医学指导思想，即坚持辩证历史唯物主义思想指导下的"辨证论治"；其二，独创个人的临床医疗经验病证证型治疗分类约 140 余种。著有《李今庸临床经验辑要》《中国百年百名中医临床家丛书·李今庸》《李今庸医案医论精华》等临床著作。

李今庸先生通晓中医内外妇儿及五官各科，尤长于治疗内科和妇科疾病。在 80 多年的临床实践中，他在内伤杂病的补泻运用上形成了自己独特的风格，即泻重痰瘀，补主脾肾。脾肾两藏，一为后天之本，一为先天之本，是人体精气的主要来源。二藏荣则一身俱荣，二藏损则一身俱损。因此，在治虚损证时，补主脾肾。在临床运用中，具体又有所侧重，小儿重脾胃，老人重脾肾，妇女重肝肾。慢性久病，津血易滞，痰瘀易生，痰瘀互结互病，易成窠囊。他对于此类病证的治疗是泻重痰瘀，或治其痰，或泻其瘀，或痰瘀同治。他临床经验丰富，辨证准确，用药精良，常出奇兵以制胜，其经验可见于《国医大师李今庸医学全集》中。

李今庸先生非常强调临床实践对理论的依赖性。他常说："治病如同打仗一样，没有一定的医学理论做指导，就不可能进行正确的医疗活动。"如一壮年男子，突发前阴上缩，疼痛难忍，呼叫不已，李今庸先生据《素问·厥论》"前阴者，宗筋之所聚"，《素问·痿论》"阳明者，五藏六府之海，主润宗筋"的理论，为之针刺足阳明经之归来穴，留针 10 分钟，病愈，后数十年未再发。此案正印证了其善于以经典理论对临床的指导运用。李老常言："方不在大，对证则效；药不在贵，中病即灵。"

从 1976 年起，李老应邀赴北京、上海、南京、南宁、福州、香港、韩国大田等多地讲学，传授临床经验，深入开展中外学术交流。

振兴中医　奔走疾呼

李今庸先生作为一代中医药思想家，从未停止过对中医药学理论、临床、教育的反复深入思考。1982 年、1984 年，他两次同全国十余名中医药专家联名上书党中央、国务院，建议成立国家中医药管理总局，加强党对中医药事业的领导，受到中央领导重视和采纳。1986 年，国家中医药管理局成立。其后，又积极支持组建中医药专业出版社。1989年，中国中医药出版社成立。2003 年，向党中央和国务院领导写信陈述中医药学优越性和东方医学特色，建议制定保护和发展中医药的法规。同年，国务院颁布《中华人民共和国中医药条例》。

李老在担任湖北省政协常委及教科文卫体委员会副主任期间，深入基层考察调研，写了大量提案及信函建议。在湖北省第五届政协会议上，提出"请求省委、省政府批准和积极筹建'湖北省中医管理局'，以振兴我省中医药事业"等提案。2006 年，湖北省中医药管理局成立。

通古博今研岐黄　精勤不倦育桃李

　　1986 年李老当选为湖北省中医药学会理事长。此后，主持湖北省中医药学会工作长达二十余年。组织举行"鄂港澳台国际学术交流大会""国际传统医学大会"等各种大型中医药学术研讨会和国际学术交流会议。其间，向省委、省政府致信建议召开李时珍学术会议，成立李时珍研究会，开展相关研究，为在全国范围内形成纪念李时珍学术活动氛围奠定了坚实根基。主编《湖北中医药信息》《中医药文化有关资料选编》等。

　　近年来，李老对中医药学术发展方向继续进行深入思考与研究。认为中西医学不能互相取代，只能在发展的基础上取长补短。必须努力促使西医中国化、中医现代化。先后撰写和发表了《论中医药学理论体系的构成和意义》《发扬中医药学特色和优势提高民族自信心和自豪感》《试论我国"天人合一"思想的产生及中医药文化的思想特征》《中医药学应以东方文化的面貌走向现代化》《关于中西医结合与中医药现代化的思考》《略论中医学史和发展前景》等文章。

　　今将李今庸先生历年间写作刊印出版和未出版的各种学术著作，集中起来编辑整理，勒成一部总集，定名为《国医大师李今庸医学全集》，予以出版，一则是彰显李老半个多世纪以来，在中医药学术上所取得的具有系统性和创造性的重要成就，二则是为中医药学的传承留下一份丰厚的学术遗产。

　　李今庸先生历年间写作并刊印和出版的各种著作数十部，附列如下（以年代先后为序）：

　　《金匮讲义》，李今庸编著，原湖北中医学院中医专业本科生用教材。1959 年，内部油印。

　　《金匮要略讲义》，李今庸编著，全国中医学院中医专业本科生用第二版统一教材。1963 年 9 月，上海科学技术出版社出版。

　　《中医基础学》，李今庸主编，原湖北中医学院中医专业用教材。1971 年，内部铅印。

　　《金匮要略释义》，李今庸编著，中医临床参考丛书，全国中医学院西医学习中医者、中医专业用第三版统一教材。1973 年，上海科学技术出版社出版。

　　《内经选读》，李今庸主编，原湖北中医学院中医专业本科生用教材。1978 年，内部刊印。

《黄帝内经选读》，李今庸主编，原湖北中医学院中医专业本科生、研究生两用教材。1982 年，内部刊印。

《内经函授辅导资料》，李今庸主编，原湖北中医学院中医专业函授辅导教材。1983 年，内部刊印。

《读医心得》，李今庸著，是研究中医古典著作中理论部分的学术专著。1982 年 4 月，上海科学技术出版社出版。

《中医学辩证法简论》，李今庸主编，全国中医院校教学参考用书。1983 年 1 月，山西人民出版社出版。

《黄帝内经索引》，李今庸主编，原湖北中医学院中医《内经》专业教学参考用书。1983 年 12 月，内部刊印。

《读古医书随笔》，李今庸著，运用考据学知识和方法研究古典医籍的学术专著。1984 年 6 月，人民卫生出版社出版。

《金匮要略讲解》，李今庸著，全国高等中医函授教材。1987 年 5 月，光明日报出版社出版，后由人民卫生出版社于 2008 年更名为《李今庸金匮要略讲稿》再版。

《新编黄帝内经纲目》，李今庸主编，中医内经专业、西医学习中医者教学参考书。1988 年 11 月，上海科学技术出版社出版。

《奇治外用方》，李今庸编著，运用现代思想和通俗语言，对中医药古今奇治外用方治给予整理的专著。1993 年 1 月，中国中医药出版社出版。

《湖北医学史稿》，李今庸主编，是整理和反映湖北地方医学史事的专门著作。1993 年 5 月，湖北科学技术出版社出版。

《李今庸临床经验辑要》，李今庸著，作者集数十年临床医疗实践之学术思想和临证经验的总结专著。1998 年 1 月，中国医药科技出版社出版。

《古代医事编注》，李今庸编著，选录了古代著名典籍笔记中关于中医药医事史料文献而编注的人文著作。1999 年，内部手稿。

《中华自然疗法图解》，李今庸主编，刮痧疗法、按摩疗法、针灸疗法和天然药食疗法等中医自然疗法治病图解的专著。2001 年 1 月，湖北科学技术出版社出版。

《中国百年百名中医临床家·李今庸》，李今庸著，作者集多年临床学术经验之专著。2002 年 4 月，中国中医药出版社出版。

《古医书研究》，李今庸著，继《读古医书随笔》之后，再以校勘学、训诂学、音韵学、古文字学、方言学、历史学以及古代避讳知识等，研究考证中医古典著作的学术专著。2003 年 4 月，中国中医药出版社出版。

通古博今研岐黄　精勤不倦育桃李

《中医药治疗非典型传染性肺炎》，李今庸编著，选用报刊上有关中医药治疗"非典"（严重急性呼吸综合征）的内容，集而成册。2003 年 8 月，内部刊印。

《汉字、教育、中医药文化资料选编》（1-6 编），李今庸编著，选用报刊上发表的有关文字文化、教育和中医药文化资料而汇编的专门集册。2003-2009 年，内部刊印。

《舌耕馀话》，李今庸著，作者在兼任政协等多项社会职务期间，从事中医药事业的医政医事专门著作。2004 年 10 月，中国中医药出版社出版。

《古籍录语》，李今庸编著，选录古代典籍中关于启迪思想，予人智慧，为人道德之锦句名言而编著的人文专著。2006 年 8 月，内部刊印。

《李今庸医案医论精华》，李今庸，作者临床验案精选和中医学术问题研究的专著。2009 年 4 月，北京科学技术出版社出版。

《李今庸中医科学理论研究》，李今庸著，中医科学基础理论体系和基本学术思想研究的专著。2015 年 1 月，中国中医药出版社出版。

《李今庸黄帝内经考义》，李今庸著，作者历半个世纪对《黄帝内经》疑难问题研究的学术专著。2015 年 1 月，中国中医药出版社出版。

《李今庸读古医书札记》，李今庸著，辑作者历年来在全国各地刊物上发表的关于古典医籍和古典文献的考释、考义、揭疑、析疑类文章的学术著作。2015 年 4 月，科学出版社出版。

《李今庸特色疗法》，李今庸主编，整理和总结了具有中医学特色的穴敷疗法、艾灸疗法、拔罐疗法、耳穴贴压法等治疗病证的专著。2015 年 4 月，科学出版社出版。

《李今庸经典医教与临床研究》，李今庸著，作者集中医经典教学和经典性临床研究的教研专著。2016 年 1 月，科学出版社出版。

《李今庸医惑辨识与经典讲析》，李今庸著，对有关经典医籍、医学疑问的解疑辨惑及经典著作课堂讲解分析的学术专著。2016 年 1 月，科学出版社出版。

《李今庸临床医论医话》，李今庸著，作者关于中医临床的医学论述和医语医话的学术专著。2017 年 3 月，中国中医药出版社出版。

《李今庸中医思考·读医心得》，李今庸著，作者独立思考中医药学实质和中医药学术发展方向性研究的学术专著。2018 年 3 月，学苑出版社出版。

《续古医书研究》，李今庸著，为《古医书研究》续笔，再以开创性的中医治经学方法继续研究中医古典著作之学术力作。将由学苑出版社出版。

另有待出版著作（略）。

李琳　湖北中医药大学

2018 年 5 月 1 日

编写说明

在数千年的历史发展中，我们祖先创造了灿烂的华夏民族文化，形成了内容丰富的文化典籍。以无数典籍为载体，记录了古人的智慧和经验，给我们留下了宝贵的科学知识和思想财富。在物质文明日益丰富的今天，为了传承民族文化、弘扬民族精神、提高民族素质，著名中医学家、中医古籍研究专家李今庸教授特编成这本《古籍录语》，供医药院校大学生阅读学习，以期提高其人文素质。该书由李今庸教授摘录春秋战国、先秦两汉及隋唐典籍中的锦句名言并制卡，袁思芳副教授据卡分类，对部分文字加以简要注释，最后由李今庸教授修改定稿。

由于水平有限，加之编撰时间不相连续而时作时止，很可能有些精彩古语被遗漏，而录上了一般性古语；录语分类和分类标题以及注释也未必都贴切准确，期盼读者提出宝贵意见，以待日后修改。

湖北中医学院

2006 年 8 月

目　录

第一章　哲学思想

1-1《淮南子·精神训》

夫天地运①而相通，万物捴②而为一③。能知一，则无一之不知也；不能知一，则无一之能知也。

1-2《孟子·离娄上》

顺天④者存，逆天者亡。

1-3《周易·系辞上》

天一⑤，地二⑥，天三，地四，天五，地六，天七，地八，天九，地十。

1-4《礼记·中庸》

道也者，不可须臾⑦离也，可离非道也。

1-5《周易·系辞上》

形而上者谓之道⑧，形而下者谓之器⑨。

1-6《韩诗外传》

夫道二，常谓之经⑩，变谓之权⑪。

----

① 运：运行。
② 捴：同"总"，聚、束的意思。
③ 一：即"道"，指万物的本源。
④ 天：即"道"，在此指正确的治国方略。
⑤ 天一：天为阳，一、三、五、七、九，奇数，属阳。
⑥ 地二：地为阴，二、四、六、八、十，偶数，属阴。
⑦ 须臾：片刻，形容时间短暂。
⑧ 道：为无体之名。
⑨ 器：指有形之质。
⑩ 经：义理，法则。
⑪ 权：权变，变通。

1-7《老子》

道常无为①而无不为②。

《老子》第四十八章

为学日益，为道日损，损之又损，以至于无为，无为而无不为。

1-8《荀子·哀公》

大道者，所以变化遂③成万物也。情性者，所以理然不取舍也。

1-9《周易·恒·象传》

天地之道，恒④久而不已也。利有攸⑤往，终则有始也。日月得⑥天，而能久照。四时变化，而能久成。圣人久于其道，而天下化成。观其所恒，而天地万物之情可见矣。

1-10《老子》

天道无亲⑦，常与善人⑧。

1-11《老子》

有物混⑨成，先天地生。寂兮寥兮⑩，独立而不改，周行而不殆⑪，可以为天下母⑫。吾不知其名，强字之曰道，强为之名曰大。大曰逝，逝曰远，远曰反。

1-12《周易·系辞上》

一阴一阳之谓道。

1-13《老子》

道生一，一生二，二生三，三生万物。万物负阴而抱阳⑬，冲气⑭

---

① 无为：不先物为，指道家顺应自然，不刻意作为。
② 无不为：因物之所为。
③ 遂：于是，就。
④ 恒：久也。
⑤ 攸：音 yōu，久，长远。
⑥ 得：到、及的意思。
⑦ 亲：亲近。
⑧ 常与善人：常，常常；与，给予；善人，好人，有德之人。
⑨ 混：浑然不可得而知。
⑩ 寂、寥：即无形之体。
⑪ 殆：疲困，困乏。
⑫ 母：本源，本始。
⑬ 负阴而抱阳：南为阳，北为阴；圣人面南而背北，故曰负阴而抱阳。此由人而及物。
⑭ 冲气：冲和之气。

以为和。

1–14《老子》

人法①地，地法天，天法道，道法自然。

1–15《老子》

道之为物②，惟恍惟惚③。惚兮恍兮，其中有象④；恍兮惚兮，其中有物；窈兮冥兮⑤，其中有精⑥；其精甚真，其中有信⑦。

1–16《尚书·周书·旅獒》

志以道宁⑧，言以道接⑨。

1–17《荀子·子道》

从道不从君，从义不从父。

1–18《国语·楚语上》

故进退周旋⑩，唯道是从。

1–19《论语·卫灵公》

子曰："道不同，不相为谋。"

1–20《战国策·附录·曾子固序》

盖法者，所以适⑪变也，不必尽同；道者，所以立本也，不可不一⑫。

1–21《礼记·大学》

物有本末，事有终始，知所先后，则近道矣。

---

① 法：效法。
② 物：客观存在的物体。
③ 恍、惚：无形不定的样子。
④ 象：形象。
⑤ 窈、冥：深远而不可见。
⑥ 精：精气。
⑦ 信：信验。
⑧ 宁：安宁。
⑨ 接：承受，接受。
⑩ 周旋：运转。
⑪ 适：符合，适合。
⑫ 一：专一。

1-22《春秋繁露·深察名号》

天人之际①，合而为一，同而通理，动而相益，顺而相受，谓之德②道。

1-23《韩诗外传》

与时迁徙，与世偃仰③，千举万变④，其道一也。

1-24《荀子·解蔽》

农精于田而不可以为田师；贾⑤精于市而不可以为市师；工精于器而不可以为器师。有人也，不能此三技，而可使治⑥三官，曰：精于道者也。

1-25《韩非子·观行》

故乌获轻千钧而重其身，非其身重于千钧也，势不便也；离朱⑦易百步而难眉睫，非百步近而眉睫远也，道不可也。

1-26《老子》

高者抑之，下者举之，有余者损之，不足者补之。天之道⑧，损有余而补不足。

1-27《周易·系辞上》

精气为物，游魂⑨为变。

1-28《周易·序卦》

有天地，然后有万物；有万物，然后有男女；有男女，然后有夫妇；有夫妇，然后有父子；有父子，然后有君臣；有君臣，然后有上下；有上下，然后礼义有所错⑩。

---

① 际：交会，会合。
② 德：通"得"。
③ 偃仰：俯仰，指随从时俗而无所主张。
④ 千举万变：举、变，行动，举动；千、万，泛指次数之多。
⑤ 贾：音 gǔ，商人。
⑥ 治：管理。
⑦ 离朱：人名，古之明目者。
⑧ 道：事理，规律。
⑨ 游魂：游散之魂。比喻精细微小游运不定之物。
⑩ 错：通"措"，措施。

1-29《周易·序卦》

有天地，然后万物生焉，盈①天地之间者唯万物。

1-30《庄子·知北游》

夫昭昭生于冥冥②，有伦③生于无形。精神生于道，形本生于精，而万物以形相生。故九窍者胎生，八窍者卵生。

1-31《周易·系辞下》

天地絪缊④，万物化醇⑤，男女媾精，万物化生。

1-32《韩诗外传》

物有成⑥衰，不得⑦自若⑧。

1-33《荀子·礼论》

故曰："天地合而万物生，阴阳接⑨而变化起，性伪⑩合而天下治。天能生物，不能辨物也；地能载人，不能治人也；宇中万物生人之属，待圣人然后分也。"

1-34《汉书·文帝纪》

盖天下万物之萌生，靡⑪不有死。死者天地之理，物之自然，奚⑫可甚哀!

1-35《史记·孟尝君列传》

夫物有必至⑬，事有固然……生者必有死，物之必至也；富贵多士，贫贱寡友，事之固然也。

---

① 盈：充满。
② 昭昭生于冥冥：昭昭，明亮；冥冥，晦暗，昏昧。
③ 伦："理"也。
④ 絪缊：指天地间阴阳二气交互作用的状态。
⑤ 醇：精粹。朱熹谓："厚而凝也。"
⑥ 成：通"盛"。
⑦ 得：能够。
⑧ 若：及、达。
⑨ 接：交接，会合。
⑩ 伪：通"为"，即行为。
⑪ 靡：没，不。
⑫ 奚：怎么?
⑬ 至：尽，穷尽。

1-36《列子·杨朱》

百年，寿之大齐①，得百年者千无一焉。

1-37《周易·系辞下》

乾，阳物也；坤，阴物也，阴阳合德②，而刚柔有体，以体天地之撰③，以通神明之德。

1-38《孟子·离娄下》

孟子曰："人有不为也，而后可以有为。"

1-39《孟子·尽心上》

孟子曰："无④为其所不为，无欲其所不欲，如此而已矣。"

1-40《论语·卫灵公》

子曰："无为而治者，其舜也与，夫何为哉，恭己正南面⑤而已矣。"

1-41《淮南子·原道训》

漠然⑥无为（者），而无不为也；澹然无治也，而无不治也。所谓无为者，不先物为也；所谓无不为者，因物之所为；所谓无治者，不易自然也；所谓无不治者，因物之相然⑦也。

1-42《淮南子·说山训》

鼻之所以息，耳之所以听，终以其无用者为用矣。物莫不因其所有而用其所无，以为不信，视籁与竽⑧。

1-43《吕氏春秋·恃君览·召类》

类同相召，气同则合，声比⑨则应。

1-44《庄子·则阳》

时有终始，世有变化。

---

① 齐：音 jì，界限。

② 德：客观规律。

③ 撰："事"也。

④ 无：通"勿"，不要。下"无"字同。

⑤ 恭己正南面：恭己，指帝王以端正严肃的态度约束自己；正南面，即正面向南。

⑥ 漠然：淡泊，清静无为的样子。下"淡然"同。

⑦ 相然：互相，交互的样子。

⑧ 视籁与竽：籁，音 lài；竽，音 yù。籁、竽为古代的两种乐器。与，如，像的意思。

⑨ 比：类似，相类。

1–45《尹文子·大道上》

始终相袭①，无穷极也。

1–46《庄子·秋水》

终始无故②。

1–47《荀子·礼论》/《史记·礼书》

本末相顺，终始相应。

1–48《史记·乐书》

小大相成，终始相生。

1–49《春秋繁露·阴阳终始》

天之道③，终而复始。

1–50《荀子·议兵》

慎终如始，终始如一。

1–51《孙子兵法·势篇》

终而复始，日月是也；死而复生，四时是也。

1–52《尚书·周书·蔡仲之命》

慎厥④初，惟⑤厥终，终以不困⑥。不惟厥终，终以困穷。

1–53《荀子·王制》

以类行杂⑦，以一行万。始则终，终则始，若环之无端也，舍是而天下以衰矣。

1–54《荀子·劝学》

物类之起，必有所始。荣辱之来，必象其德。

1–55《鬼谷子·忤合》

世无常贵，事无常师。

---

① 袭：因袭。
② 故：原来的，旧的。终始无故，意为每一终始循环，都不是旧的简单重复。
③ 道：规律。
④ 厥：句中助词，无义。
⑤ 惟：思，思虑。
⑥ 终以不困：以，能够，可以；困，困穷。
⑦ 行杂：行，贯，贯穿，下"行"字同；杂，紊乱无章。

1-56《周易·系辞上》

天数五①，地数五②，五位相得③而各有合。天数二十有五，地数三十，凡天地之数五十有五，此所以成变化而行鬼神④也。

1-57《老子》

祸兮福之所倚⑤，福兮祸之所伏⑥。

1-58《旧唐书·魏征传》

祸福相倚，吉凶同域⑦。

1-59《庄子·则阳》

安危相易⑧，祸福相生；缓急相摩⑨，聚散以成。

1-60《淮南子·缪称训》

福由⑩己发，祸由己生。

1-61《战国策·楚策四》

祸与福相贯，生与亡为邻，不偏于死，不偏于生，不足以载大名⑪。

1-62《荀子·劝学》

神莫大于化⑫道，福莫长于无祸。

1-63《淮南子·缪称训》

福之萌也绵绵⑬，祸之生也分分⑭，福祸之始萌微。

---

① 天数五：即指1、3、5、7、9五个数。
② 地数五：即指2、4、6、8、10五个数。
③ 五位相得：指天数、地数分别相加。
④ 鬼神：鬼，隐密不测。神，指事理玄妙。
⑤ 倚：倚附，倚凭。
⑥ 伏：藏匿，隐蔽。
⑦ 域：居处，意为在一起。
⑧ 易：转换，改变。
⑨ 摩：砥砺。
⑩ 由："因"也。
⑪ 载大名：载，"成"也；大名，崇高美好之名。
⑫ 化：化生，造化。
⑬ 绵绵：微小。
⑭ 分分：当为"介介"，介介，微也。

1-64《老子》

祸莫大于不知足，咎①莫大于欲得。

1-65《淮南子·人间训》

故福之为祸，祸之为福，化不可极②，深不可测也。

1-66《韩非子·初见秦》

无③与祸邻，祸乃不存。

1-67《淮南子·人间训》

夫祸福之转而相生，其变难见也。

1-68《淮南子·人间训》

夫祸之来也，人自生之；福之来也，人自成之。祸与福同门，利与害为邻。

1-69《淮南子·诠言训》

福莫大于无祸，利莫美于不丧④。

1-70《淮南子·诠言训》

利则为害始，福则为祸先，唯不求利者为无害，唯不求福者为无祸。

1-71《韩诗外传》

患生于忿怒⑤，祸起于纤微⑥；污辱难湔洒⑦，败失不复追。不深念远虑，后悔何益？

1-72《淮南子·缪称训》

福生于无为，患生于多欲。

1-73《说苑·说丛》

祸生于欲得，福生于自禁。

---

① 咎：音 jiù，过失，灾祸。
② 极："尽"也。
③ 无：通"勿"，不要。
④ 丧：失去，丢掉，或死亡。
⑤ 忿怒：忿，音 fèn，愤怒，怨恨。忿怒，为同义复词。
⑥ 纤微：细小，微细。
⑦ 湔洒：洗濯。

1-74《史记·龟策列传》

祸不妄至，福不徒①来。

1-75《史记·龟策列传》

福之至也，人自生之；祸之至也，人自成之。祸与福同，刑②与德双③。圣人察之，以知吉凶。

1-76《孟子·公孙丑上》

祸福无不自己求之者。

1-77《战国策·燕策一》

圣人之制④事也，转祸而为福，因⑤败而成功。

知⑥者之举事也，转祸而为福，因败而成功者也。

1-78《国语·晋语六》

择福莫若重，择祸莫若轻，福无所⑦用轻，祸无所用重。

1-79《左传·庄公二十年》

临祸忘忧，忧必及之。

1-80《史记·平津侯主父列传》

《司马法》⑧曰："国虽大，好战必亡；天下虽平⑨，忘战必危。"

1-81《荀子·哀公》

鸟穷⑩则啄，兽穷则攫⑪，人穷则诈。

1-82《周易·丰·彖传》

日中则昃⑫，月盈则食⑬，天地盈虚，与时消息⑭，而况于人乎？况

---

① 徒：白白地。

② 刑：刑罚。

③ 双：匹敌。

④ 制：裁决，处理。

⑤ 因：顺随。

⑥ 知：通"智"。

⑦ 所：语气助词，用于句中起调节音节作用。下"所"字同。

⑧ 《司马法》：古兵书名。

⑨ 平：平静，安定。

⑩ 穷：贫困，下"穷"字同；第一、第二"穷"字理解为饥饿。

⑪ 攫：音 jué，指兽用爪抓取食物。

⑫ 昃：音 zé，太阳偏西。

⑬ 食：亏损，后作"蚀"。

⑭ 消息：指一消一长，互为更替。

于鬼神乎。

1-83 《史记·日者列传》

天不足西北，星辰西北移；地不足东南，以海为池；日中必移，月满必亏；先王之道，乍存乍亡。

1-84 《史记·田叔列传》

夫月满则亏，物盛则衰，天地之常也。

1-85 《列子·说符》

天下理无常是，事无常非。先日所用，今或弃之；今之所弃，后或用之；此用与不用，无定是非也。

1-86 《史记·白起王翦列传》

尺有所短①，寸有所长②。

1-87 《淮南子·说林训》

桀有得事，尧有遗道。

1-88 《淮南子·说林训》

嫫母③有所美，西施有所丑。

1-89 《列子·说符》

夫忧者所以为昌④也，喜者所以为亡也。

1-90 《战国策·秦策一》

"削株掘根，无与祸邻，祸乃不存。"秦与荆人战，大破荆，袭郢，取洞庭、五都、江南。荆王亡奔走⑤，东伏⑥于陈。

1-91 《周易·系辞上》

知变化之道者，其知神⑦之所为乎？

1-92 《韩非子·解老》

万物必有盛衰，万事必有弛张。

---

① 短：短处，不足之处。
② 长：长处，有益之处。
③ 嫫母：古代传说中的丑妇。
④ 昌：昌盛。
⑤ 亡奔走：逃亡奔跑。
⑥ 伏：躲藏。
⑦ 神：阴阳不测谓之神。

第一章 哲学思想

1–93 《周易·乾·上九》

亢龙有悔①。

1–94 《礼记·乐记》

乐极则忧。

1–95 《史记·平准书》

物盛则衰，时极而转。

1–96 《旧唐书·张行成列传》

志不可满，乐不可极。

1–97 《抱朴子·畅玄》

乐极则哀集②，至盈必有亏。

1–98 《史记·日者列传》

日中必移，月满必亏。

1–99 《国语·越语下》

阳至③而阴，阴至而阳，日困④而还，月盈而匡⑤。

1–100 《战国策·秦策三》

日中则移，月满则亏，物盛则衰，天之常数也；进退、盈缩、变化，圣人之常道也。

1–101 《白虎通·诛伐》

夏至阴始起⑥，反大热何？阴气始起，阳气推而上，故大热也。冬至阳始起⑦，阴气推而上，故大寒也。

1–102 《淮南子·道应训》

夫物盛而衰，乐极则悲，日中而移，月盈而亏。

---

① 亢龙有悔：亢龙，喻阳之极也；悔，灾祸。此亦言物极必反。亦曰：悔，悔悟，不使亢极，亦通。

② 集："至"也。

③ 至：极，顶点。下"至"字同。

④ 困：穷尽。

⑤ 匡：亏损。

⑥ 夏至阴始起：夏至之日，少阴之气萌动于地下。

⑦ 冬至阳始起：冬至之日，少阳之气萌动于地下。

1-103 《史记·田叔列传》

夫月满则亏，物盛则衰，天地之常也。知进而不知退，久乘①富贵，祸积为祟。

1-104 《史记·滑稽列传》

酒极则乱，乐极则悲，万事尽然。言不可极，极之而衰。

1-105 《庄子·则阳》

穷则反②，终则始。

1-106 《吕氏春秋·不苟论·博志》

故天子不处全，不处极，不处盈。全则必缺，极则必反，盈则必亏。先王知物之不可两大③，故择务④，当⑤而处之。

1-107 《淮南子·泰族训》

天地之道，极则反，盈则损。五色虽朗⑥，有时而渝⑦。茂木丰草，有时而落。物有隆杀⑧，不得自若⑨。

1-108 《尚书·虞书·大禹谟》

满招损，谦受益，时⑩乃天道。

1-109 《周易略例·明卦适变通爻》

夫时有否泰⑪，故用有行藏⑫。

1-110 《淮南子·氾论训》

法与时变，礼与俗化。

---

① 乘：依仗，凭恃。
② 穷则反：穷，穷尽；反，同"返"。
③ 大："极"也。
④ 务：事，事情。
⑤ 当：音 dàng，合适，恰当。
⑥ 朗：明亮。
⑦ 渝：染色。
⑧ 隆杀：隆，盛也；隆杀，即盛衰。
⑨ 自若：犹言自如。
⑩ 时：近指代词，此、这。
⑪ 否泰：否，六十四卦之一，表示天地不交，上、下阻隔不通。泰：六十四卦之一，表示天地气交，通泰之象。
⑫ 行藏：指行止，即或行，或止。

1－111《列子·说符》

凡得时者昌，失时者亡。

1－112《淮南子·齐俗训》

世异则事变，时移则俗易。

1－113《淮南子·道应训》

事者，应①变而动，变生于时，故知时者无常行②。

1－114《周易略例·明卦适变通爻》

犯时之忌，罪不在大；失其所适，过不在深。

1－115《国语·越语下》

得时无怠，时不再来，天予不取，反为之灾。赢缩转化③，后将悔之。天节固然，唯谋④不迁。

1－116《国语·越语下》

时不至，不可强生；事不究⑤，不可强成。

1－117《战国策·秦策三》

圣人不能为时⑥，时至而弗失。舜虽贤，不遇尧也，不得为天子；汤、武虽贤，不当⑦桀、纣不王。故以舜、汤、武之贤，不遭⑧时不得帝王。

1－118《荀子·宥坐》

夫贤不肖⑨者，材也；为不为者，人⑩也；遇不遇者，时也。

1－119《韩诗外传》

贤不肖者材也，遇不遇者时也。今无其时，贤安所用哉？故虞舜耕

---

① 应：适合，配合。
② 常行：常，恒久，不变；常行，固定不变的行为。
③ 赢缩转化：赢缩，进退；转化，变易，变化无常。
④ 谋：谋划。
⑤ 究：清楚，明白。
⑥ 为时：时，天时，非人所能为。
⑦ 当：遇到。
⑧ 遭：逢，遇到。
⑨ 不肖：不才，不正派。
⑩ 人：通"仁"，仁爱。

于历山之阳，立为天子，其遇尧也。傅说负土而版筑^①，以为大夫，其遇武丁也。伊尹故有莘氏僮也，负鼎操俎^②调五味，而立为相，其遇汤也。吕望行年五十，卖食棘津，年七十屠于朝歌，九十乃为天子师，则遇文王也。

1-120 《孟子·公孙丑上》

齐人有言曰："虽有智慧，不如乘势，虽有镃基^③，不如待时^④。"

1-121 《韩诗外传》

夫学者非为通也，为穷而不困，忧而志不衰，先知祸福之终始，而心无惑^⑤焉。……桀杀关龙逢，纣杀王子比干，当此之时，岂关龙逢无知，而王子比干不慧^⑥乎哉？此皆不遇时也。故君子务学，修身端行^⑦，而须其时者也。

1-122 《左传·庄公二十年》

哀乐失时，殃咎^⑧必至。

1-123 《淮南子·人间训》

狂谲^⑨不受禄而诛，段干木辞相而显，所行同也而利害异者，时使然也。

1-124 《礼记·月令》

孟夏之月……蝼蝈鸣，蚯蚓出，王瓜生，苦菜秀^⑩……是月也，聚畜^⑪百药。

1-125 《礼记·月令》

仲夏之月……鹿角解^⑫，蝉始鸣，半夏生，木槿荣。

---

① 版筑：古代的一种作墙方法。此指筑墙。
② 俎：音 zǔ，切肉用的砧板。
③ 镃基：镃，音 zī。镃基，即锄头。
④ 时：此指适合耕种的农时。
⑤ 惑：迷乱。
⑥ 慧：聪明，智慧。
⑦ 端行：行为端正。
⑧ 殃咎：祸殃。
⑨ 狂谲：古人名。
⑩ 秀：开花。
⑪ 畜：通"蓄"，贮藏。
⑫ 解：脱落。

1-126《礼记·月令》

仲冬之月……芸①始生，荔挺出，蚯蚓结②，麋角解，水泉动。

1-127《淮南子·齐俗训》

事周③于世则功成，务④合于时则名立。

1-128《荀子·大略》

尽小者大，积微者著⑤。

1-129《后汉书·丁鸿传》

禁微则易，救末者难，人莫不忽于微细，以致其大。

1-130《战国策·秦策四》

积薄而为厚，聚少而为多。

1-131《周书·苏绰列传》

士必从微而至著，功必积小以至大。

1-132《孟子·离娄上》

为高必因⑥丘陵，为下必因川泽。

1-133《后汉书·丁鸿传》

夫坏崖破岩之水，源自涓涓⑦；干云⑧敝日之木，起于葱青⑨。

1-134《韩诗外传》

夫太⑩山不让砾石⑪，江海不辞小流，所以成其大也。

1-135《墨子·亲士》

江河之水，非一水之源也；千镒之裘⑫，非一狐之白也。

---

① 芸：音 yún，为一种香草。下"荔挺"亦为一种香草。
② 结：屈曲。
③ 周：和调，适合。
④ 务：事，事情。
⑤ 著：明显，显著。
⑥ 因：凭借。
⑦ 涓涓：细流。
⑧ 干云：干，干扰，扰乱。干云，形容树高大。
⑨ 葱青：淡淡的青绿色，比喻细小。
⑩ 太：即"大"。
⑪ 砾石：砾，音lì。砾石，小石。
⑫ 千镒之裘：镒，古代重量词，二十四两为一镒。裘，皮衣服。

1-136《荀子·儒效》

并一而不二①，则通于神明，参②于天地矣。故积土而为山，积水而为海。旦暮积谓之岁，至高谓之天，至下谓之地，宇中六指③谓之极。

1-137《管子·形势解》

海不辞水④，故能成其大。山不辞土石，故能成其高。明主不厌⑤人，故能成其众。士不厌学，故能成其圣。

1-138《淮南子·泰族训》

海不让水潦⑥，以成其大；山不让土石，以成其高。

1-139《庄子·则阳》

丘山积卑而为高，江河合水而为大，大人合并而为公。

1-140《韩非子·大体》

太山不立⑦好恶，故能成其高，江海不择小助，故能成其富。

1-141《子华子·晏子问党》

太山之高，非一石之积也；琅琊⑧之东，渤澥稽天⑨，非一水之钟⑩也。所以治国家天下者，非一士之言也。

1-142《荀子·修身》

蹞步⑪而不休，跛鳖千里；累土而不辍⑫，丘山崇成。

1-143《荀子·劝学》

不积蹞步，无以至千里。不积小流，无以成江海。

---

① 并一而不二：并一，并于一。一，"师法"，即准则。二，"异端"，即各种学说。
② 参：配合。
③ 六指：上下四方，即六合。
④ 辞：推辞，辞谢。下"辞"字同。
⑤ 厌：憎恶，嫌弃。
⑥ 潦：雨水很大的样子，此指雨水。
⑦ 立：存在。
⑧ 琅琊：即"琅邪"，郡名，在今山东胶南诸城县一带。
⑨ 渤澥稽天：渤澥，即渤海；稽天，形容渤海水大。
⑩ 钟：集聚。
⑪ 蹞步：蹞，同"跬"，跬步，半步。
⑫ 辍：中途停止。

1–144 《荀子·儒效》

涂之人百姓积善而全尽，谓之圣人。彼求之而后得，为之而后成，积之而后高，尽之而后圣。故圣人也者，人①之所积也。

1–145 《潜夫论·慎微》

积②上不止，必致嵩山之高；积下不已，必极③黄泉之深。

1–146 《荀子·儒效》

故圣人也者，人之所积④也。人积耨耕而为农夫，积斫削⑤而为工匠，积反⑥货而为商贾，积礼义而为君子。

1–147 《淮南子·人间训》

积爱成福，积怨成祸。

1–148 《淮南子·主术训》

善积则功成，非⑦积则祸极。

1–149 《邓析子·转辞》

众口铄金，三人成虎⑧。

1–150 《老子》

合抱之木，生于毫末；九层之台，起于累土；千里之行，始于足下。

1–151 《荀子·儒效》

居楚而楚，居越而越，居夏而夏。是非天性也，积靡⑨使然也。

1–152 《文子·下德》

故积力之所举，即无不胜也；众智之所为，即无不成也。

---

① 人：通"仁"。
② 积：累积。积上，向上累积。积下，向下累积。
③ 极：至，到。
④ 人之所积：人，通"仁"；积，习惯的，积久渐成的。
⑤ 斫削：砍伐树木。
⑥ 反：通"贩"，即买货出卖。
⑦ 非：错误，邪恶。
⑧ 三人成虎：意为谎言反复宣讲，听者便信以为真。
⑨ 靡：行为。杨倞注："靡，顺也，顺其积习，故能然。"

1-153 《淮南子·缪称训》

壹快①不足以成善，积快而为德；壹恨不足以成非，积恨而成怨。

1-154 《淮南子·主术训》

故尧为善而众善至矣，桀为非而众非来也。善积即功成，非积则祸极②。

1-155 《史记·张仪列传》

积羽沈③舟，群④轻折轴；众口铄金，积毁⑤销骨。

1-156 《抱朴子·循本》

积习则忘鲍鱼之臭，裸乡⑥不觉呈形之丑。

1-157 《荀子·性恶》

今使涂之人伏术⑦为学，专心一志，思索熟察，加日县久，积善而不息，则通于神明，参于天地矣。故圣人者，人之所积而致矣。

1-158 《周易·系辞下》

善不积，不足⑧以成名；恶不积，不足以灭身。小人⑨以小善为无益而弗为也，以小恶为无伤而弗去也。故恶积而不可掩，罪大而不可解。

1-159 《淮南子·缪称训》

君子不谓小善不足⑩为也而舍之，小善积而为大善；不谓小不善为无伤也而为之，小不善积而为大不善。

1-160 《淮南子·主术训》

夫圣人之于善也，无小而不举⑪；其于过⑫也，无微而不改。

---

① 壹快：一次痛快，意为即有利于人的好事。
② 极：至，到。
③ 沈：沉没。
④ 群：会合，联合。
⑤ 毁：减损，亏缺。
⑥ 裸乡：赤身露体行于乡间。
⑦ 术：街道，道路。
⑧ 不足：不够。
⑨ 小人：泛指行为不端正或见识浅薄之人。
⑩ 不足：不值得。
⑪ 举：行动。
⑫ 过：过失，过错。

1－161《淮南子·说林训》

蠹①众则木折，隙大则墙坏。

1－162《韩非子·亡征》

木之折也，必通②蠹，墙之坏也必通隙。然木虽蠹，无疾风不折，墙虽隙，无大雨不坏。

1－163《韩非子·喻老》

千丈之堤，以蝼蚁之穴溃；百尺之室，以突③隙之烟焚。

1－164《新唐书·孙思邈传》

慎于小者不惧于大，戒于近者不悔④于远。

1－165《荀子·解蔽》

鲍叔宁戚隰朋，仁知且不蔽⑤。故能持⑥管仲，而名利福禄与管仲齐。召公吕望，仁知且不蔽，故能持周公，而名利福禄与周公齐。

1－166《荀子·解蔽篇》

虚壹⑦而静，谓之大清明⑧。

1－167《谷梁传·文公六年》

君漏言⑨也。上泄则下闇⑩，下闇则上聋，且闇且聋，无以相通。

1－168《荀子·解蔽》

私其所积，唯恐闻其恶也。倚其所私，以观异术，唯恐闻其美也。是以与治虽走，而是已不辍也。岂不蔽于一曲，而失正求也哉？

1－169《荀子·解蔽》

墨子蔽于用而不知文⑪，慎子蔽于法而不知贤，申子蔽于势⑫而不

---

① 蠹：音 dù，蛀蚀。
② 通：沟通，接通，即经过。
③ 突：烟囱。
④ 悔：悔恨，后悔。
⑤ 仁知且不蔽：知，同"智"，蔽，蒙蔽。
⑥ 持：扶持，扶助。
⑦ 虚壹：指心中清静无欲。
⑧ 清明：神志清静明朗。
⑨ 漏言：即言语泄露。
⑩ 闇：同"暗"。范宁集解："臣闇不言，君无所闻，上下否塞。"
⑪ 不知文：不知贵贱等级之文饰。
⑫ 势：权势。

知知，惠子蔽于辞而不知实，庄子蔽于天①而不知人。

1-170 《荀子·解蔽》

凡万物异则莫不相为蔽，此心术②之公③患也。

1-171 《荀子·解蔽》

桀蔽于末喜斯观④，而不知关龙逢，以惑其心，而乱其行。纣蔽于妲己飞廉⑤，而不知微子⑥启，以惑其心，而乱其行。故群臣去忠而事⑦私，百姓怨非⑧而不用，贤良退处而隐逃，此其所以丧九牧⑨之地，而虚宗庙之国也，桀死于亭山，纣县于赤旆⑩，身不先知，人又莫之谏，此蔽塞之祸也。

1-172 《子华子·晏子》

以两手而掩人之聪明⑪，自以为得也，而不知其聋瞽⑫之疾，已移于已也。

1-173 《文子·九守·守静》

夫目察秋毫之末者，耳不闻雷霆之声；耳调金玉之音者，目不见太山之形。故小有所志⑬，则大有所忘。

1-174 《淮南子·说林训》

欲致鱼者先通水，欲致鸟者先树木⑭。水积而鱼聚，木茂而鸟集。

① 天：自然法则。
② 心术：思想和心计。
③ 公："共"也。
④ 末喜斯观：末喜，桀妃；斯观，人名，事迹未详。
⑤ 妲己飞廉：妲己，殷纣妃。飞廉，殷纣之臣。
⑥ 微子：纣之庶兄，微国子爵启。
⑦ 事："任"也。
⑧ 非：亦作"诽"。
⑨ 九牧：即九州。
⑩ 县于赤旆：县，同"悬"；旆，音 pèi，泛指旌旗。县于赤旆，武王杀纣，悬纣头于赤旗之上。一说"赤"为"白"。
⑪ 聪明：听觉、视觉灵敏。
⑫ 瞽：音 gǔ，目盲。
⑬ 志：记，记住。
⑭ 树木：种植树木。

1-175《淮南子·说林训》

蝮蛇螫①人，傅以和堇②则愈。物固有重③而害反为利者。

1-176《孟子·公孙丑上》

宋人有闵④其苗之不长而揠⑤之者，芒芒然⑥归，谓其人⑦曰："今日病⑧矣，予助苗长矣。"其子趋而往视之，苗则槁矣。天下之不助苗长者寡矣。以为无益而舍之者，不耘⑨苗者也。助之长者，揠苗者也。非徒无益，而又害之。

1-177《淮南子·诠言训》

故木之大⑩者，害其条⑪；水之大者，害其深。有智而无术，虽⑫之不通，有百技而无一道，虽得之弗能守。

1-178《战国策·秦策三》

木实⑬繁者披⑭其枝，披其枝者伤其心。大其都者危其国，尊其臣者卑其主。

1-179《韩诗外传》

夫电雷之起也，破竹折木，震惊天下，而不能使聋者卒⑮有闻；日月之明，偏照天下，而不能使盲者卒有见。

1-180《淮南子·齐俗训》

入其国者从其俗⑯，入其家者避其讳⑰。

---

① 螫：音 shì，同"蜇"，有毒腺的蛇咬人。
② 堇：乌头。
③ 重：严重。
④ 闵：音 mǐn，忧伤。
⑤ 揠：音 yà，"拔"也。
⑥ 芒芒然：非常疲倦的样子。
⑦ 其人：指他的家人。
⑧ 病：疲倦，劳累。
⑨ 耘：除苗间草。
⑩ 大：高大。下"大"，面积大，可理解为宽。
⑪ 条：小枝。
⑫ 攒：穿刺，打孔。
⑬ 实：木之子，木的果实。
⑭ 披：折伤，折断。
⑮ 卒：同"猝"，突然。下"卒"字同。
⑯ 俗：风俗。
⑰ 讳：避忌。

1-181《鬼谷子·摩篇第八》

抱薪趋火，燥者先燃；平地注水，湿者先濡①。

1-182《韩非子·外储说左下》

以肉去蚁，蚁愈多，以鱼驱蝇，蝇愈至。

1-183《淮南子·说林训》

坏塘以取龟，发②屋而求狸，掘室而求鼠，割唇而治龋③，桀跖之徒，君子不与。

1-184《韩诗外传》

夫春树④桃李，夏得荫其下，秋得食其实，春树蒺梨⑤，夏不得采其叶，秋得其刺焉。

1-185《淮南子·主术训》

假舆马⑥者，足不劳而致千里；乘舟楫者，不能游而绝⑦江海。

1-186《荀子·劝学》

登高而招，臂非加长也，而见者远。顺风而呼，声非加疾也，而闻者彰⑧。

1-187《抱朴子·博喻》

必死之病，不下苦口之药；朽烂之材，不受琱镂⑨之饰。

1-188《荀子·子道》

虽有国士⑩之力，不能自举其身，非无力也。势⑪不可也。

1-189《尹文子·大道上》

圆者之转，非能转而转，不得⑫不转也。方者之止，非能止而止，

① 濡：音 rú，浸渍。
② 发：毁坏。
③ 龋：坏牙，俗称虫牙。
④ 树：种，种植。
⑤ 蒺梨：即蒺藜，果实外表生长有如针状的刺。
⑥ 假舆马：假，凭借，依恃；舆马，车马。
⑦ 绝：横渡，穿越。
⑧ 彰：显著，明显。
⑨ 琱镂：雕饰，刻镂。
⑩ 国士：勇力冠于全国的人。
⑪ 势：形势。
⑫ 得："能"也。

不得不止也。

1–190《韩诗外传》

马鸣而马应之①，牛鸣而牛应之，非知也，其势然也。

1–191《淮南子·泰族训》

埏埴②而为器，窬③木而为舟，铄铁而为刃，铸金而为锺，因其可也：驾马服④牛，令鸡司夜，令狗守门，因其然也。

1–192《淮南子·诠言训》

金石有声，弗叩弗鸣。管箫有音，弗吹无声。

1–193《淮南子·泰族训》

河以逶蛇⑤故能远，山以陵迟⑥故能高，阴阳无为故能和，道以优游⑦故能化。

1–194《淮南子·说林训》

走不以手，缚手走不能疾；飞不以尾，屈尾飞不能远。物之用者，必待⑧不用者。

1–195《邓析子·无厚篇》

体痛者，口不能不呼；心悦者，颜⑨不能不笑。

1–196《淮南子·说林训》

月照天下，蚀于詹诸⑩；腾蛇游雾，而殆于蝍蛆⑪。

1–197《礼记·乐记》

人心之动，物使之然也，感于物而动，故形于声。

---

① 应之：相呼应。
② 埏埴：音 shānzhì，和泥制作陶器。
③ 窬：音 yú，空，挖空。
④ 服：任用，使用。
⑤ 逶蛇：亦作逶迤，弯曲而延续不断的样子。
⑥ 陵迟：缓延的斜坡。
⑦ 优游：悠闲自得。
⑧ 待：依靠，仗恃。
⑨ 颜：颜面。
⑩ 詹诸：即虾蟆，同蟾蜍，传说能食月。
⑪ 蝍蛆：音 jìqū，蜈蚣的别名。

1–198 《战国策·齐策五》

今虽干将、莫邪①，非得人力，则不能割刿②矣；坚箭利金，不得弦机之利，则不能远杀矣。

1–199 《孟子·告子下》

有诸内必形诸外，为其事而无其功者，髡③未尝睹之也。

1–200 《淮南子·齐俗训》

水击则波兴，气乱则智昏。

1–201 《国语·晋语九》

《志》④有之曰："高山峻原⑤，不生草木；松柏之地，其土不肥。"

1–202 《淮南子·缪称训》

其施厚者其报美，其怨大者其祸深。

1–203 《淮南子·说林训》

昌羊⑥去蚤虱而来蛉穷⑦，除小害而致大贼，故小快⑧害大利。

1–204 《淮南子·泰族训》

昌羊去蚤虱，而人弗庠者，为其来蛉穷也；狸执⑨鼠而不可脱于庭者，为搏鸡也。故事有利于小而害于大，得于此而亡于彼者。

1–205 《荀子·非相》

传者久则论略，近则论详，略则举大，详则举小。愚者闻其略而不知其详，闻其详而不知其大也。

1–206 《战国策·赵策二》

愚者暗⑩于成事，智者见于未萌。

---

① 干将、莫邪：均为古时宝剑。
② 割刿：刿，音 guì，刺伤，割伤；割、刿义同。
③ 髡：音 kūn，人名，即淳于髡。
④ 《志》：指古书。
⑤ 峻原：峻，"峭"也；原"陆"也。
⑥ 昌羊：菖蒲。
⑦ 蛉穷：虫名，即蚰蜒。
⑧ 快：舒畅，畅快。
⑨ 执：逮捕，捉拿。
⑩ 暗：愚昧，糊涂。

1-207《礼记·表记》

口惠而实不至，怨灾及其身。

1-208《国语·周语中》

兄弟阋①于墙，外御其侮。

1-209《汉书·武帝纪》

天地不变，不成施化②；阴阳不变，物不畅茂。

1-210《周易·明卦适变通爻》

用无常道，事无轨度③，动静屈伸，唯变所适。

1-211《周易略例·明象》

故处璇玑④以观大运⑤，则天地之动，未足怪也；据会要⑥以观方来⑦，则六合辐辏⑧，未足多也。

1-212《庄子·徐无鬼》

鼓宫⑨宫动，鼓角角动。

1-213《淮南子·齐俗训》

素⑩之质白，染之以涅⑪则黑；缣⑫之性黄，染之以丹则赤。

1-214《淮南子·齐俗训》

论世而立法，随时而举事。

1-215《战国策·赵策二》

去就之变，知⑬者不能一，远近之服⑭，贤圣不能同。

---

① 阋：音 xì，诤讼，相怨。
② 施化：施，蕃殖；化，化生，产生。
③ 轨度：轨，法则，制度；度，法制。轨度，同义复词，即规则法度。
④ 璇玑：星名，指北斗魁第四星。
⑤ 大运：天运。
⑥ 会要：分立门类，记一代典章制度、文物、故实之书。
⑦ 方来：方，表示时间副词，含有"将"的意思，方来，即将来。
⑧ 六合辐辏：六合，指四方上下。辐辏，本为车辐集中于轴心，用以比喻人或物聚集一处。
⑨ 宫：指角、征、宫、商、羽五音中之一，下"角"同。
⑩ 素：白色纺织品。
⑪ 涅：音 niè，可以作黑色染料的矾石。
⑫ 缣：双丝织成的细绢。
⑬ 知：同"智"。
⑭ 服："事"也。

1-216《周易·系辞上》

阖户谓之坤①，辟②户谓之乾，一阖一辟谓之变，往来不穷谓之通，见乃谓之象。形乃谓之器，制而用之谓之法，利用出入民咸用之谓之神。

1-217《孙子兵法·虚实篇》

能因③敌变化而取胜者，谓之神。故五行无常胜，四时无常位，日有短长，月有死生。

1-218《鬼谷子·摩篇第八》

谋之于阴故曰神，成之于阳故曰明。

1-219《荀子·天论》

列星随④旋，日月递炤⑤，四时代御⑥，阴阳大化⑦，风雨博施⑧。万物各得其和以生，各得其养以成。不见其事而见其功，夫是之谓神。

1-220《孟子·尽心下》

可欲⑨之谓善，有诸己之谓信⑩，充实之谓美，充实而有光辉之谓大，大而化之之谓圣，圣而不可知之之谓神。

1-221《礼记·中庸》

子曰："鬼神之为德，其盛矣乎，视之而弗见，听之而弗闻，体物⑪而不可遗。"

1-222《礼记·礼器》

为朝夕⑫必放于日月，为高必因丘陵，为下必因川泽。

---

① 阖户谓之坤：阖，音 ké，关闭；户，本为单扇的门；坤，坤卦，与乾卦对言，坤为阴。

② 辟：音 pì，"辟"的繁体字，开启、打开之意。

③ 因：顺随，顺应。

④ 随：顺着，顺应。

⑤ 递炤：递，交替；炤，音 zhào，同"照"。

⑥ 代御：交替处于支配地位。

⑦ 大化：气象的变化。

⑧ 博施：普遍施与。

⑨ 可欲：可，堪，值得；欲，爱，爱好。可欲，值得喜欢。

⑩ 信：诚实，不欺。

⑪ 体物：体，"生"也。体物，犹生物。

⑫ 朝夕：即早晚。

1-223 《礼记·中庸》

君子之道,辟①如行远必自迩②,辟如登高必自卑。

1-224 《尚书·商书·太甲下》

若升高,必自下;若陟③遐,必自迩。

1-225 《周易略例·明象》

夫少者,多之所贵也;寡者,众之所宗也。

1-226 《淮南子·说林训》

故人之情,于利之中,则争取大焉;于害之中,则争取小焉。

1-227 《左传·襄公二十四年》

象有齿以焚④其身。

1-228 《淮南子·原道训》

善游者溺,善骑者堕,各以其所好⑤,反自为祸。

1-229 《列子·说符》

周谚有言:"察见渊鱼⑥者不详,智料隐匿者有殃。"

1-230 《淮南子·说林训》

以微知明,以外知内。

1-231 《淮南子·氾论训》

未尝⑦灼而不敢握火者,见其有所烧也。未尝伤而不敢握刃者,见其有所害也。由此观之,见者可以论未发也,而观小节⑧足以知大体矣。

1-232 《淮南子·氾论训》

故剑工或(惑)⑨ 剑之似莫邪者,唯欧⑩冶能名⑪其种。王(玉)

① 辟:同"譬"。
② 迩:"近"也。
③ 陟:音 zhì,登程,上路。
④ 焚:通"偾","毙"也。
⑤ 好:音 hào,爱,喜欢。
⑥ 渊鱼:深渊中的鱼。
⑦ 尝:曾也,经历。下"尝"字同。
⑧ 小节:细小的、无关大体的行为。
⑨ 或:或、惑互通;惑,疑惑。
⑩ 欧:通"殴",殴打,捶击。
⑪ 名:通"明",明白。

工眩①王（玉）之似碧卢②者，唯猗顿③不失其情。暗主乱于奸臣小人之疑（拟）君子者，唯圣人能见微以知明。

1-233《淮南子·说林训》

尝一脔肉④，知一镬⑤之味，悬羽与炭，而知燥湿之气，以小朋（明）大。见一叶落，而知岁之将暮，睹⑥瓶中之冰，而知天下之寒，以近论远。

1-234《韩非子·显学》

夫婴儿不剔首则腹痛，揰痤⑦则寝益⑧，剔首揰痤必一人抱之，慈母治之，然犹啼呼不止，婴儿子不知犯其所小苦致其所大利也。

1-235《周易·坤·初六》

履霜坚冰至。

1-236《春秋繁露·立元神》

谨本详⑨始，敬⑩小慎微。

1-237《周易·革·彖传》

天地革⑪而四时成；汤武革命⑫，顺乎天而应乎人，革之时大矣哉。

1-238《战国策·西周策》

昔智伯欲伐厹由⑬，遗⑭之大钟，载以广车⑮，因随之以兵，厹由卒亡，无备故也。

---

① 眩：迷惑。
② 碧卢：似玉的美石。
③ 猗顿：春秋时鲁国人。
④ 脔肉：肉块。
⑤ 镬：音 huò，古时指无足鼎。
⑥ 睹：音 dǔ，观察。
⑦ 揰痤：揰，同"副"，剖分，破开；痤，痈肿。
⑧ 寝益：指脓肿增加。
⑨ 详：审察。
⑩ 敬：慎重。
⑪ 革：变革。
⑫ 革命：实施变革，以应天命。
⑬ 厹由：厹，音 qiú，亦作"仇"，厹由，春秋时国名，在今山西阳泉市。
⑭ 遗：音 wèi，送。
⑮ 广车：横陈之车。

1-239《旧唐书·太宗本纪》

养稂莠①者伤禾稼，惠奸宄者贼良人②。

1-240《诗·周颂·噫嘻》

噫嘻成王③，既昭假④尔。率时⑤农夫，播厥百谷。骏⑥发尔私⑦，终三十里。亦服尔耕，十千维耦⑧。

1-241《诗·卫风·伯兮》

伯兮朅兮⑨，邦之桀兮，伯也执殳⑩，为王前驱。自伯之东，首如飞蓬⑪，岂无膏沐⑫，谁适为容。其雨其雨，杲杲⑬出日，愿言思伯，甘心首疾。焉得谖草⑭，言树之背⑮，愿言思伯，使我心痗⑯。

1-242《列子·说符》

人有亡斧者，意⑰其邻之子。视其行步，窃斧也；颜色，窃斧也；言语，窃斧也；动作态度，无为而不窃斧也。俄而扣⑱其谷而得其斧，他日复见其邻人之子，动作态度无似窃斧者。

1-243《吕氏春秋·慎行论·疑似》

疑似之迹，不可不察，察之必于其人也。舜为御，尧为左，禹为

---

① 稂莠：为两种伤害禾苗的杂草。
② 惠奸宄者贼良人：惠，宠爱；奸宄，宄，音 guǐ，奸宄，指犯法作乱之人；贼，伤害；良人，好人。
③ 成王：完成国王的事。
④ 假：通"格"，感化的意思。
⑤ 时："是"也。
⑥ 骏：犬的意思。
⑦ 私：私田。
⑧ 耦：两个人并排耕种。
⑨ 伯兮朅兮：伯，是妇人称她的丈夫；朅，音 qiè，勇敢的样子。
⑩ 殳：音 shū，古代的一种兵器。
⑪ 蓬：一种野草。
⑫ 膏沐：为古代两种洗头剂。
⑬ 杲杲：音 gǎo，太阳光明亮的样子。
⑭ 谖草：萱草。
⑮ 树之背：树，"种"也；背，屋子北面。
⑯ 痗：音 mèi，疾病。
⑰ 意：怀疑。
⑱ 扣：音 hú，发掘。

右。入于泽而问牧童，入于水而问渔师，奚故也？其知之审①也。夫孪子②之相似者，其母常识之，知之审也。

1-244《老子》

自伐③者无功，自矜者不长。

1-245《淮南子·诠言训》

凡人之性，少则猖狂，壮则暴强，老则好利。

1-246《淮南子·说林训》

所受④者小，则所见者浅；所受者大，则所见者博。

1-247《淮南子·兵略训》

四马不调⑤，造父⑥不能以致远；弓矢不调，羿⑦不能以必中。

1-248《淮南子·说林训》

嚼而无味者，弗能内⑧于喉；视而无形者，不能思于心。

1-249《荀子·法行》

良医之门多病人，檃栝⑨之侧多枉⑩木。

1-250《淮南子·主术训》

疾风而波兴，木茂而鸟集。

1-251《文子·下德》

故水激则波起，气乱则智昏，昏智不可以为正，波水不可以为平。

1-252《战国策·魏策四》

夜行者能无为奸⑪，不能禁狗使无吠己也。

---

① 审：详细。
② 孪子：双胞胎。
③ 自伐：犹自夸；下"自矜"同。
④ 受：接受。下"受"字同。
⑤ 四马不调：四马，古时一车套四匹马；调，协调，和谐。
⑥ 造父：古时之善御者。
⑦ 羿：音 yì，古时候善射的人。
⑧ 内："纳"也。
⑨ 檃栝：檃，音 yǐn，檃栝，矫正曲木的工具。
⑩ 枉：弯曲。
⑪ 奸：盗窃。

1-253《战国策·韩策三》

人之所以善扁鹊者，为有臃肿①也；使善扁鹊而无臃肿也，则人莫之为之也……夫宵②行者能无为奸，而不能令狗无吠己。

1-254《淮南子·说林训》

未尝稼穑③粟满仓，未尝桑蚕丝满囊，得之不以道，用之必横④。

1-255《尚书·周书·洪范》

五行，一曰水，二曰火，三曰木，四曰金，五曰土。水曰润下，火曰炎上，木曰曲直，金曰从革，土爰⑤稼穑。润下作咸，炎上作苦，曲直作酸，从革作辛，稼穑作甘。

1-256《周易·泰·象传》

天地交而万物通也，上下交而其志同也。

1-257《尚书·周书·君陈》

尔无忿疾⑥于顽，无求备于一夫。必有忍，其乃有济，有容，德乃大。

1-258《韩非子·难一》

焚林而田，偷取多兽⑦，后必无兽。

1-259《淮南子·氾论训》

今夫溜水⑧足以溢壶榼⑨，而江河不能实漏卮⑩。

1-260《潜夫论·实贡》

攻玉以石，治金以盐，濯⑪锦以鱼，浣⑫布以灰。夫物固有以贱治

---

① 臃肿：肌肉突起，痈疡。
② 宵：前半夜。
③ 稼穑：种谷为稼，收获为穑，泛指农业劳动。
④ 横：放纵。
⑤ 爰：音 yuán，为，称为。
⑥ 忿疾：忿怒憎恶。
⑦ 兽：狩猎。后一"兽"字为野兽。
⑧ 溜水：溜，音 liù，溜水，屋檐的流水。
⑨ 榼：音 kē，泛指盒类容器。
⑩ 卮：音 zhī，古代酒器。
⑪ 濯：洗涤。
⑫ 浣：洗，漂洗。

贵，以丑治好者矣。

1-261《说苑·杂言》

昔者王豹处于淇①，而河西②善讴；绵驹处于高唐③，而齐右善歌；华舟杞梁之妻善哭其夫，而变国俗。有诸内必形诸外。

1-262《淮南子·说林训》

待利④而后拯溺人⑤，亦必以利溺人矣。

1-263《孙子兵法·势篇》

战势⑥不过奇正，奇正⑦之变，不可胜穷也。奇正相生，如循环之无端，孰能穷之。

1-264《老子》

希⑧言自然，故飘风⑨不终朝，骤雨不终日。孰为此者？天地。天地尚不能久，而况于人乎！

1-265《吕氏春秋·士容论·务大》

细⑩之安，必待大；大之安，必待小。细大贱贵，交相为赞⑪，然后皆得其所乐。

1-266《老子》

三十辐⑫共一毂⑬，当其无，有车之用。埏埴⑭以为器，当其无，有器之用。凿户牖以为室，当其无，有室之用。故有之以为利，无之以为用。

---

① 淇：古洲名，在今河南省内。
② 河西：泛指黄河以西的地区，也称河右。
③ 高唐：地名，春秋齐邑。
④ 利：利益。
⑤ 溺人：落水之人。下"溺人"为淹死人。
⑥ 势：指作战形势。
⑦ 奇正：古时用兵，以对阵交锋为正，设计邀载袭击为奇。
⑧ 希：听之不闻，当为不听不言。
⑨ 飘风：即狂风。
⑩ 细：小也，与大相对。
⑪ 赞：辅佐，帮助。
⑫ 辐：音 fú，连接车毂和车轴的直条。
⑬ 毂：音 gǔ，车轮中心，穿轴承辐的部分。
⑭ 埏埴：和泥制作陶器。

1-267《淮南子·说林训》

粟得水湿而热，甑①得火而液。水中有火，火中有水。疾雷破石，阴阳相薄②。

1-268《文子·下德》

所贵③圣人者，非贵其随④罪而作刑也，贵其知乱之所生也。

1-269《老子》第七十四章

夫代大匠斫⑤者，希有不伤其手矣。

1-270《战国策·西周策》

夫本末更盛，虚实有时。

1-271《战国策·魏策一》

《周书》曰："将欲败之⑥，必姑⑦辅之；将欲取之，必姑与之。"

1-272《抱朴子·务正》

剑戟不长于缝缉⑧，锥钻不可以击断。

1-273《尹文子·大道上》

彭蒙曰："雉⑨兔在野，众人逐之，分⑩未定也；鸡豕⑪满市，莫有志者。分定故也。"

1-274《列子·黄帝》

凡有貌像声色者，皆物也。

1-275《诗·国风·麟之趾》

麟之趾⑫，振振⑬公子，于嗟麟兮。麟之定⑭，振振公姓，于嗟麟

---

① 甑：音 zèng，蒸食炊器。
② 薄：迫近，接近。
③ 贵：敬重，尊重。
④ 随：顺着，顺应。
⑤ 斫：音 zhuó，砍削。
⑥ 败之：打败他。
⑦ 姑：暂且，姑且。
⑧ 缝缉：缝，缝缀；缉，延续。
⑨ 雉：音 zhì，鸟名，汉避吕后讳改称野鸡。
⑩ 分：身分。
⑪ 豕：音 shǐ，猪。
⑫ 趾：即脚。
⑬ 振振：仁厚的样子。
⑭ 定：额角。

兮。麟之角，振振公族，于嗟麟兮。

1-276《诗·国风·汉广》

南有乔木，不可休息，汉①有游女，不可求思②。汉之广矣，不可泳思，江之永③矣，不可方④思。翘翘错薪⑤，言刈⑥其楚⑦，之子于归，言秣⑧其马。汉之广矣，不可泳思，江之永矣，不可方思。翘翘错薪，言刈其蒌⑨，之子于归⑩，言秣其驹。汉之广矣，不可泳思，江之永矣，不可方思。

1-277《诗·国风·桃夭》

桃之夭夭⑪，灼灼⑫其华，之子于归，宜其室家。桃之夭夭，有蕡⑬其实，之子于归，宜其家室。桃之夭夭，其叶蓁蓁⑭，之子于归，宜其家人。

1-278《周易略例·明象》

夫古今虽殊，军国异容，中之为用，未可远也。

1-279《周易·革·象传》

革，水火相息⑮，二女同居，其志不相得⑯，曰革。

1-280《淮南子·氾论训》

故事有可行而不可言者，有可言而不可行者，有易为而难成者，有难成而易败者。

---

① 汉：汉水。
② 思：语助词，无义。
③ 永：长也。
④ 方：两舟相并称方。
⑤ 翘翘错薪：翘翘，树枝挺拔的样子；错薪，杂乱的柴草。
⑥ 刈：音 yì，割。
⑦ 楚：荆棘。
⑧ 秣：音 mò，喂养。
⑨ 蒌：蒿类。
⑩ 归：女嫁也。
⑪ 夭夭：美盛之貌。
⑫ 灼灼：鲜明、光盛的样子。
⑬ 蕡：音 fén，草木果实繁盛的样子。
⑭ 蓁蓁：音 zhēn，草木茂盛的样子。
⑮ 息：生变为息。
⑯ 得：适合，适当。

1-281《淮南子·说林训》

舟覆乃见善游，马奔乃见良御。

1-282《文子·自然》

同利者相死，同情者相成，同行者相助。

1-283《淮南子·人间训》

今霜降而树①谷，冰泮②而求获，欲其食则难矣。故《易》曰："潜龙勿用"者，言时之不可以行也。故"君子终日乾乾③，夕惕若厉④，无咎"。终日乾乾，以阳动也；夕惕若厉，以阴息也。因日以动，因夜以息，唯有道者能行之。

1-284《淮南子·说林训》

鲁人身⑤善制冠，妻善织履，往徙于越，而大困穷⑥，以其所修而游不用之乡。譬若树荷山上，而畜火井中。操钓⑦上山，揭⑧斧入渊，欲得所求，难也。

1-285《周易·屯·六二》

屯如邅如⑨，乘马班如⑩，匪寇婚媾，女子贞不字，十年乃字。

1-286《韩诗外传》

夫饥渴苦⑪血气，寒暑动⑫肌肤，此四者民之大害也。大害不除，未可教御也。

1-287《淮南子·齐俗训》

游者不能拯溺，手足有所急⑬也；灼者不能救火，身体有所痛也。

---

① 树：种也。
② 冰泮：冰融解冻。
③ 乾乾：自强不息的样子。
④ 夕惕若厉：惕，忧伤；厉，灾祸。
⑤ 身：自身，自己。
⑥ 困穷：窘蹙，艰难。
⑦ 钓：钓钩。
⑧ 揭：持，拿。
⑨ 屯如邅如：屯，音 zhūn，六十四卦之一，艰难的意思；邅，音 zhān，难行不进貌；如，语末助词，无义。
⑩ 班：朱熹注"分布不进之貌"。
⑪ 苦：困辱。
⑫ 动：动摇，震撼。
⑬ 急：困难，窘迫。

1－288《淮南子·人间训》

再实之木根必伤，掘藏之家必有殃。

1－289《吕氏春秋·恃君览·达郁》

厚于味者薄于德，沈于乐者反于忧。

1－290《国语·晋语一》

言之大甘，其中必苦。

1－291《战国策·赵策二》

夫有高世之功者，必负①遗俗之累；有独知之虑者，必被庶人②之恐。

1－292《国语·周语下》

高位实疾颠③，厚味实腊④毒。

1－293《战国策·燕策一》

且夫信⑤行者，所以自为也，非所以为人也。皆自覆⑥之术，非进取之道也。

1－294《后汉书·文苑列传·赵壹传》

所好则钻皮出其毛羽，所恶则洗垢求其瘢痕。

1－295《列子·仲尼》

目将眇⑦者，先睹秋毫；耳将聋者，先闻蚋⑧飞；口将爽者，先辨淄渑⑨；鼻将窒者，先觉焦朽；体将僵者，先亟奔佚⑩；心将迷者，先识是非。故物不至⑪者则不反。

---

① 负：蒙受，遭受。
② 庶人：指无官位的平民百姓。
③ 疾颠：疾，速也；颠，陨也。一说善本多作"贲"，贲，陨也。
④ 腊：极，很。
⑤ 信：诚实，不欺。
⑥ 自覆：满足现状，保守。
⑦ 眇：音 miǎo，瞎一只眼睛。后泛指眼瞎。
⑧ 蚋：音 ruì，蚊子一类的昆虫。
⑨ 淄渑：二水名，均在山东省内。相传二水味异，合则难辨。比喻合则难辨的事物。
⑩ 奔佚：佚，通"逸"。奔佚，即"奔逸"，奔逸，快跑。
⑪ 至：到极点。

1-296《韩诗外传》

良玉度①尺，虽有十仞②之土，不能掩其光。良珠度寸，虽有百仞之水，不能掩其莹。夫形体之包心也，闵闵③乎其薄也。苟有温良在其中，则眉睫④著之矣。疵瑕在其中，则眉睫亦不匿之。《诗》曰："钟鼓于宫，声闻于外"。言有诸中，必形诸外也。

1-297《孟子·滕文公上》

夫物之不齐，物之情也。或相倍蓰⑤，或相什伯⑥，或相千万。子比⑦而同之，是乱天下也。

1-298《荀子·解蔽》

故人心譬如盘⑧水，正错⑨而勿动，则湛浊⑩在下，而清明在上，则足以见须眉而察理矣。微风过之，湛浊动乎下，清明乱于上，则不可以得大形之正也。心亦如是矣。故导之以理，养之以清，物莫之倾，则足以定是非，决嫌疑矣。

1-299《战国策·魏策一》

夫物多相类而非也，幽莠⑪之幼也似禾，骊⑫牛之黄⑬也似虎，白骨疑象⑭，武夫⑮类玉，此皆似之而非者也。

1-300《邓析子·无厚》

同舟渡海，中流遇风，救患若一，所忧同也。

---

① 度：通"镀"，以金饰物，即装饰。
② 仞：古代长度单位，即八尺为一仞。
③ 闵闵：忧愁的样子。
④ 眉睫：泛指形貌。
⑤ 倍蓰：倍，一倍；蓰，音 xǐ，五倍。
⑥ 什伯：什，十倍；伯，同"百"，百倍。
⑦ 比：次也。
⑧ 盘：盛水的容器。
⑨ 错：通"措"，放置。
⑩ 湛浊：沉浊。
⑪ 幽莠：狗尾草。
⑫ 骊：黑色。
⑬ 黄：本为幼儿，此指小牛。
⑭ 象：指象牙。
⑮ 武夫：即似玉的美石。

1-301《吕氏春秋·不苟论·博志》

冬与夏不能两刑①，草与稼不能两成，新谷熟而陈谷亏，凡有角者无上齿，果实繁者木必庳②，用智褊③者无遂功，天之数也。

1-302《史记·龟策列传》

孔子闻之曰："神龟知吉凶，而骨直④空枯。日为德而君于天下，辱于三足之乌⑤。月为刑而相佐，见食于虾蟆，蝟辱于鹊，腾蛇⑥之神而殆于即且⑦。竹外有节理，中直空虚，松柏为百木长而守门闾。日辰不全，故有孤虚⑧。黄金有疵，白玉有瑕。事有所疾，亦有所徐。物有所拘，亦有所据。罔有所数⑨，亦有所疏。人有所贵，亦有所不如。何可而适乎？物安可全乎？"

1-303《论语·子罕》

子曰："苗而不秀⑩者有矣夫，秀而不实⑪者有矣夫。"

1-304《史记·扁鹊仓公列传》

女无美恶，居宫见妒；士无贤不肖⑫，入朝见疑。

1-305《韩诗外传》

朝廷之士为禄，故入而不出。山林之士⑬为名，故往而不返。入而亦能出，往而亦能返，通移有常，圣也。

1-306《荀子·性恶》

曰："圣可积而致，然而皆不可积，何也？"曰："可以而不可使也，故小人可以为君子，而不肯为君子；君子可以为小人，而不肯为小

---

① 刑："成"也。
② 庳：音 bēi，低矮。
③ 褊：音 biǎn，急躁。
④ 直：语气助词，无义。
⑤ 三足之乌：古代神话中太阳内的神鸟。
⑥ 腾蛇：传说指能飞的蛇。
⑦ 即且：蜈蚣的别名。
⑧ 孤虚：古时占卜推算日时之法。
⑨ 数：音 shuò，细，密。
⑩ 秀：开花。
⑪ 实：结果。
⑫ 不肖：不才，不正派。
⑬ 山林之士：指隐士。

人。小人君子者，未尝不可以相为也，然而不相为者，可以而不可使也。"

1-307《淮南子·人间训》

铅之与丹①，异类殊色，而可以为丹者，得其数也。

1-308《战国策·魏策一》

悖者②之患，固以不悖者为悖。

1-309《淮南子·说林训》

槁③竹有火，弗钻不燃；土中有水，弗掘无泉。

---

① 丹：朱砂。
② 悖者：指违背情理的人。
③ 槁：干枯。

第二章　为　政

2-1《尸子·神明》

政也者，正人者也，身不正则人不从。

2-2《礼记·哀公问》

政者，正也。君为①正，则百姓从②政矣。君之所为，百姓之所从也。君所不为③，百姓何从？

2-3《礼记·中庸》

人道敏④政，地道敏树⑤。夫政也者，蒲芦⑥也。故为政在人⑦，取人以身，修身以道，修道以仁。

2-4《荀子·君道》

内不可以阿⑧子弟，外不可以隐远人⑨。

2-5《孟子·梁惠王下》

君行仁政，斯民亲其上⑩，死其长⑪矣。

2-6《春秋繁露·尧舜不擅移汤武不专杀》

君也者，掌令者也，令行而禁止也。

---

① 为：行为。
② 从：依从，顺从。
③ 为：治理。
④ 敏：勉力，用力。
⑤ 树：栽种树木。
⑥ 蒲芦：芦苇。芦苇易生长，比喻君子从政，得贤人之助很快能成功。
⑦ 人：通"仁"，此指贤德的臣子。
⑧ 阿：偏袒。
⑨ 隐远人：隐，堵塞；远人，关系疏远的人。
⑩ 上：上司。
⑪ 长：长官。

2-7《管子·正世》

利莫大于治①，害莫大于乱。

2-8《吕氏春秋·先识览·先识》

人主之务②，在乎③善听而已矣。

2-9《荀子·议兵》

礼修④而士服，政平⑤而民安。

2-10《邓析子·无厚》

为君当若冬日之阳，夏日之阴，万物自归，莫之使也。恬卧⑥而功自成，优游⑦而政自治。

2-11《韩非子·六反》

古者有谚曰："为政，犹沐也，虽有弃⑧发，必为之。"爱弃发之费⑨，而忘长发之利，不知权者也。夫弹痤⑩者痛，饮药者苦，为苦悫之故；不弹痤、饮药，则身不活，病不已矣。

2-12《淮南子·主术训》

故人主诚⑪正，则直士任事，而奸人伏匿矣；人主不正，则邪人得志，（而）忠者隐蔽矣。

2-13《荀子·天论》

心居中，虚⑫以治⑬五官，夫是之谓天君⑭。

---

① 治：社会安定太平。
② 务：专力从事。
③ 乎：介词，同"于"。
④ 修：通"条"，条理。
⑤ 平：平定，宁静。
⑥ 恬卧：静卧。
⑦ 优游：悠闲，闲暇自得。
⑧ 弃：抛开，舍去，在此可理解为脱落。
⑨ 费：损耗。
⑩ 弹痤：弹，针刺；痤，音 cuó，痈疖。
⑪ 诚：诚实。
⑫ 虚：清静无欲的内心境界。
⑬ 治：治理。
⑭ 天君：此指心。

2-14《孟子·离娄上》

行有不得①者，皆反求诸己。其身正，而天下归之。

2-15《论语·颜渊》

季康子问政于孔子，孔子对曰："政者，正②也；子帅③以正，孰敢不正？"

2-16《史记·司马相如列传》

兴必虑衰，安必思危。

2-17《尚书·商书·太甲下》

无轻民事，惟④难。无安厥⑤位，惟危。

2-18《荀子·哀公》

且丘闻之，君者舟也，庶人⑥者水也。水则载舟，水则覆舟。君以此思危，则危将焉⑦而不至矣。

2-19《周易·系辞下》

君子安而不忘危，存而不忘亡，治而不忘乱，是以身安而国家可保也。

2-20《亢桑子·政道》

政烦苛⑧则人奸伪，政省一⑨则人醇朴。

2-21《抱朴子·用刑》

亡国非无令也，患⑩于令烦⑪而不行。败军非无禁也，患于禁设而不止。

---

① 得：适合，恰当。
② 正：端正。
③ 帅：带头，引导。
④ 惟：助词，无义。
⑤ 厥：句中助词。
⑥ 庶人：指平民百姓。
⑦ 焉：句中语气语。
⑧ 烦苛：即烦法苛政。
⑨ 一：少，少许。
⑩ 患：忧虑，担忧。
⑪ 烦：通"繁"。

第二章 为政

2－22《说苑·政理》

水浊则鱼困，令苛①则民乱。

2－23《邓析子·无厚》

夫水浊则无掉②尾之鱼，政苛则无逸乐之士。故令烦则民诈，政扰则民不定。

2－24《吕氏春秋·离俗览·适威》

故礼烦则不庄③，业烦则无功，令苛则不听，禁多则不行。桀纣之禁，不可胜数，故民因④而身为戮，极也。不能用威适⑤，子阳极也好严，有过而折弓者，恐必死。遂应猘狗⑥而弑子阳，极也。

2－25《礼记·檀弓下》

孔子过泰山侧，有妇人哭于墓者而哀，夫子式⑦而听之，使子路问之曰："子之哭也，壹⑧似重有忧者？"而曰："然，昔者吾舅⑨死于虎，吾夫又死焉，今吾子又死焉。"夫子曰："何为不去⑩也？"曰："无苛政。"夫子曰："小子识⑪之，苛政猛于虎也。"

2－26《论语·公治长》

子谓子产⑫："有⑬君子之道四焉：其行己也恭，其事上也敬，其养民也惠⑭，其使民也义。"

---

① 苛：繁琐，繁细。
② 掉：摇摆。
③ 庄：严肃。
④ 因：顺随，顺着。一说作"困"，可参。
⑤ 适："宜"也。
⑥ 猘狗：猘，音 zhì，猘狗，疯狗。
⑦ 式：式，同"轼"，车前横木，以供扶手。古代的一种礼仪，即立乘车上俯身抚轼。表示敬意。
⑧ 壹：诚，的确。
⑨ 舅：丈夫的父亲。
⑩ 去：离开。
⑪ 识：同"志"，记住。
⑫ 子产：人名，春秋时期郑国人。
⑬ 有：相当于"为"。
⑭ 惠：仁爱。

2-27《荀子·荣辱》

汤武存则天下从①而治，桀纣存则天下从而乱。

2-28《荀子·王制》

选贤良，举笃②敬，兴孝悌③，收孤寡，补贫穷，如是，则庶人安政矣，庶人安政，然后君子安政。《传》曰："君者舟也，庶人者水也，水则载舟，水则覆舟。"此之谓也。

2-29《荀子·王制》

贤不肖不杂④则英杰至，是非不乱则国家治。

2-30《荀子·王制》

治生乎⑤君子，乱生乎小人。

2-31《吕氏春秋·仲春纪·功名》

水泉深则鱼鳖归之，树木盛则飞鸟归之，庶⑥草茂则禽兽归之，人主贤则豪杰归之。故圣王不务⑦归之者，而务其所以归。

2-32《吕氏春秋·仲春纪·功名》

善钓者出鱼乎十仞之下，饵香也；善弋⑧者下鸟乎百仞之上，弓良也；善为君者，蛮夷反舌⑨殊俗异习皆服之，德厚也。

2-33《荀子·成相》

上壅蔽，失辅埶⑩，任用谗夫不能制。孰（郭）公长父⑪之难，厉王流于彘⑫。

---

① 从：随着，跟着。
② 笃：敦厚。
③ 孝弟：孝顺父母，敬爱兄长。
④ 杂：紊乱，即互相混淆。
⑤ 乎：同"于"。
⑥ 庶："杂"也。
⑦ 务：追求，谋求。
⑧ 弋：音 yì，用带绳子的箭射猎。
⑨ 蛮夷反舌：蛮夷，泛指华夏中原民族以外的少数民族；反舌，南方多卷舌喉音，故古时泛称南方民族为反舌。
⑩ 辅埶：辅，辅弼之臣；埶，同"势"。
⑪ 孰（郭）公长父：皆厉王嬖臣。
⑫ 彘：音 zhì，地名，故址在今山西省。

2-34《荀子·哀公》

故明主任①计不信②怒,暗主信怒不任计。计胜怒则强,怒胜计则亡。

2-35《尚书·周书·周官》

庶政惟和,万国咸宁。

2-36《吕氏春秋·士容论·务大》

天下大乱,无有安③国;一国尽乱,无有安④家;一家皆乱,无有安⑤身。

2-37《淮南子·兵略训》

夫畜⑥池鱼者,必去猵獭⑦;养禽兽者,必去豺狼。又况治人乎?

2-38《礼记·中庸》

文武之政,布⑧在方策⑨。其人存,则其政举;其人亡,则其政息⑩。

2-39《荀子·致士篇》

川渊深而鱼鳖归之,山林茂而禽兽归之,刑政⑪平而百姓归之,礼义备而君子归之。

2-40《韩非子·奸劫弑臣》

圣人之治国也,赏不加于无功,而诛必行于有罪者也。

2-41《荀子·王制》

无德不贵,无能不官,无功不赏,无罪不罚,朝⑫无幸⑬位,民无

---

① 任:使用,利用。
② 信:"用"也。
③ 安:安定,安全。
④ 安:安静。
⑤ 安:安适,安逸。
⑥ 畜:饲养。
⑦ 猵獭:音 biāntǎ,猵,獭属;獭,此指水獭。
⑧ 布:公布,宣告。
⑨ 方策:方,"版"也;策,"简"也。方策,犹言书册。
⑩ 息:犹"灭"也。
⑪ 刑政:指刑罚与政令。
⑫ 朝:音 cháo,朝廷。
⑬ 幸:意外地获得。

幸生。

2-42《荀子·大略篇》

君人①者，隆②礼尊贤而王③，重法爱民而霸，好利多诈而危。

2-43《孟子·离娄下》

孟子告齐宣王曰："君之视臣如手足，则臣视君如腹心④；君之视臣如犬马，则臣视君如国人；君之视臣如土芥⑤，则臣视君如寇仇。"

2-44《孟子·尽心上》

善政民畏之，善教民爱之。善政得民财，善教得民心。

2-45《韩非子·外储说左下》

概⑥者，平量⑦者也；吏者，平法者也。治国者，不可失平也。

2-46《汉书·食货志上》

盖君子为政，贵因循⑧而重⑨改作，然所以有改者，将以救急也。

2-47《战国策·赵策二》

故明德⑩在于论⑪贱，行政在于信⑫贵。

2-48《孟子·离娄上》

徒善⑬不足以为政，徒法不足以自行⑭。

2-49《礼记·哀公问》

古之为政，爱人为大，所以治爱人；礼为大，所以治⑮礼；敬为大，敬之至矣！

---

① 君人：指皇帝或国君。
② 隆：尊崇。
③ 王：称王。
④ 腹心：比喻亲信。
⑤ 土芥：泥土，草芥。比喻微贱之物，不足轻重。
⑥ 概：古代量谷物时刮平斗斛的器具。
⑦ 平量：量，计算物体体积的器具，平量，使量平。
⑧ 因循：守旧法而不加变更。
⑨ 重：颜思古注"难"也。
⑩ 明德：完美的德行。
⑪ 论：顾及，考虑。
⑫ 信：通"伸"，伸展。
⑬ 徒善：徒，只，仅仅；善，善心，好心。
⑭ 自行：此指法不自行，需要好心的人去推行。
⑮ 治：修养。

2–50 《礼记·哀公问》

古之为政，爱人为大。不能爱人，不能有其身；不能有其身，不能安土；不能安土，不能乐天①；不能乐天，不能成其身。

2–51 《孟子·滕文公上》

是故贤君必恭俭礼下②，取于民有制③。

2–52 《史记·平津侯主父列传》

治国之道，富民为始④；富民之要⑤，在于节俭。

2–53 《战国策·赵策二》

夫制国有常⑥，而利民为本；从政有经⑦，而令行为上。

2–54 《汉书·食货志上》

籴⑧甚贵伤民⑨，甚贱伤农。民伤则离散，农伤则国贫。故甚贵与甚贱，其伤一⑩也。善为国者，使民毋伤而农益劝。

2–55 《邓析子·转辞篇》

塞枉⑪邪之路，荡淫辞⑫之端。

2–56 《淮南子·齐俗训》

世治则小人守正⑬，而利不能诱也；世乱则君子为奸，而法弗能禁也。

2–57 《荀子·成相》

世之衰，谗人归⑭，比干见⑮刳，箕子累。

---

① 天：天命。
② 恭俭礼下：恭，恭敬，即办事认真；俭，节省，俭朴；礼下，即礼贤下士。
③ 有制：有一定制度。
④ 始：开始。
⑤ 要：关键。
⑥ 常：常规，常法。
⑦ 经：义理，法则。
⑧ 籴：音 dí，买粮食。
⑨ 民：此指士、工、商。
⑩ 一：相同。
⑪ 枉：音 wǎng，不正直，邪恶。
⑫ 淫辞：浮夸失实的言辞。
⑬ 守正：笃守正道。
⑭ 归："到"的意思。
⑮ 见："被"也。

2-58 《国语·楚语下》

吾闻国家将败，必用奸人，而嗜其疾味①。

2-59 《韩非子·二柄》

齐桓公妒而好内②，故竖刁自宫③以治内；桓公好味，易牙蒸其子首④而进之。

2-60 《淮南子·主术训》

是故君人者，无为而有守⑤也，有为而无好⑥也。有为则谮生，有好则谀起。昔者齐桓公好味，而易牙烹其首子而饵之；虞君好宝，而晋献以璧马钓⑦之。胡王好音，而秦穆公以女乐诱之。是皆以利见⑧制于人也。

2-61 《孟子·告子下》

与谗谄面谀⑨之人居，国欲治，可得乎？

2-62 《墨子·非攻下》

古者天子之始封诸侯也万有余⑩，今以并国之故，万国有余皆灭，而四国独立。此譬犹医之药⑪万有余人，而四人愈也，则不可谓良医矣。

2-63 《墨子·尚贤中》

贪于政者，不能分人以事⑫；厚⑬于货者，不能分人以禄。

---

① 嗜其疾味：嗜，"贪"也；疾味，可以致病的美味。
② 好内：即好女色。
③ 竖刁自宫：竖刁，人名；自宫，自做宫刑，即阉自己。
④ 子首：当为"首子"，即大儿子。
⑤ 守：职责，职守。
⑥ 好：嗜好。
⑦ 钓：引诱。
⑧ 见："被"也。
⑨ 谗谄面谀：谗，说别人坏话；谄，奉承；谀，谄媚。
⑩ 万有余：即一万多个诸侯国。
⑪ 药：治疗。
⑫ 事：官职，职务。
⑬ 厚：丰厚。

第二章 为政

2-64《说苑·政理》

治国有二机①，刑德是也。王者尚其德而希②其刑，霸者刑德并凑③，强国先其刑而后德。夫刑德者，化④之所由兴也。德者，养善而进阙⑤者也；刑者，惩恶而禁后者也。故德化之崇者至于赏，刑罚之甚者至于诛。夫诛赏者，所以别贤不肖⑥，而列有功与无功也。故诛赏不可以缪，诛善缪则善恶乱矣。夫有功而不赏，则善不劝，有过而不诛，则恶不惧。善不劝⑦，而能以行化乎天下者，未尝闻也。《书》曰："毕协⑧赏罚"，此之谓也。

2-65《淮南子·人间训》

天下有三危：少德而多宠，一危也；才下⑨而位高，二危也；身无大功而有厚禄，三危也。

2-66《尹文子·大道上》

国乱有三事：年饥民散⑩无食以聚亡则乱，治国无法则乱，有法而不能用则乱。

2-67《吕氏春秋·离俗览·适威》

故乱国之使其民，不论人之性，不反⑪人之情，烦为教而过不识⑫，数为令而非不从，巨为危而罪⑬不敢，重为任而罚不胜。民进则欲其赏，退则畏其罪。知其能力之不足也，则以为继矣。以为继知，则上又从而罪之，是以罪召罪，上下之相仇也，由是起矣。

---

① 机：机巧，智巧。
② 希：少，罕见。
③ 凑：拼合。
④ 化：教化。
⑤ 进阙：进，竭尽；阙，空缺。
⑥ 不肖：不贤。
⑦ 劝：努力。
⑧ 毕协：毕，"尽"也；协，和调。
⑨ 才下：才能低下。
⑩ 散：散乱而不集中。
⑪ 反：反省。
⑫ 烦为教而过不识：烦，通"繁"；过，"责"也；识，"知"也。
⑬ 罪：惩罚。

2-68《尚书·商书·太甲下》

与治同道罔①不兴,与乱同事罔不亡。

2-69《吕氏春秋·贵直论·壅塞》

亡国之主不可以直言。不可以直言,则过无道闻,而善无自至矣!无自至则壅②。

2-70《吕氏春秋·似顺论·慎小》

故贤主谨小物以论好恶。巨防容蝼,而漂邑杀人③,突泄一熛④,而焚宫烧积⑤,将失一令,而军破身死,主过一言,而国残名辱,为后世笑。

2-71《荀子·王制》

聚敛者招寇⑥。

2-72《邓析子·无厚》

循名责⑦实,君之事也;奉⑧法宣令,臣之职也……循名责实,察⑨法立威,是明王也……上循名以督⑩实,下奉教而不违。所美观其所终,所恶计其所穷。喜不以赏,怒不以罚,可谓治世。

2-73《吕氏春秋·仲春纪·功名》

强令之笑不乐,强令之哭不悲。强令之为道也,可以成小而不可以成大⑪。

2-74《孔丛子·论书》

能用可用则正⑫治矣,敬可敬则尚⑬贤矣,畏可畏则服刑恤⑭矣。

---

① 罔:无,没有。下"罔"字同。
② 壅:即壅塞。
③ 巨防容蝼而漂邑杀人:巨,大;防,堤;蝼,蚂蚁;漂邑,冲毁城镇。
④ 熛:音 biāo,火星迸飞。
⑤ 积:草垛子。
⑥ 寇:盗贼。
⑦ 责:"求"也。
⑧ 奉:遵循。
⑨ 察:检察。
⑩ 督:"责"也。
⑪ 小、大:虚小,实大。
⑫ 正:政治,正教。
⑬ 尚:敬仰,敬重。
⑭ 恤:音 xù,忧虑。

2-75《孔丛子·抗志》

卫君言计非是①，而群臣和者如出一口，子思曰："以吾观卫，所谓君不君，臣不臣也。"

2-76《吕氏春秋·似顺论·处方》

金木异任，水火殊事，阴阳不同，其为民利一也。故异所以安②同也，同所以危③异也，同异之分，贵贱之别，长少之义，此先王之所慎，而治乱之纪也。

2-77《荀子·大略》

武王始入殷，表④商容之闾，释箕子之囚，哭比干之墓，天下乡⑤善矣。

2-78《尹文子·大道上》

以万事皆归于一⑥，百度⑦皆准于法。归一者简之至，准法者易之极。

2-79《抱朴子·广譬》

诛贵所以立威，赏贱所以劝善。

2-80《荀子·议兵》

好士⑧者强，不好士者弱。爱民者强，不爱民者弱。政令信⑨者强，政令不信者弱。民齐⑩者强，民不齐者弱。赏重者强，赏轻者弱。刑威者强，刑侮⑪者弱。

2-81《国语·晋语八》

善人在位，弗救⑫不祥；恶人在位，不去亦不详。

---

① 非是：即不正确。
② 安：存着，怀着。
③ 危：安之对也。
④ 表：此为树立旗帜。
⑤ 乡：趋向。
⑥ 一：万物之本源，即道。
⑦ 百度：犹言百事。
⑧ 好士：好，喜爱；士，通"仕"，做官。
⑨ 信：诚实。
⑩ 齐：一致。
⑪ 侮：轻慢，轻视。
⑫ 救：救护，援助。

2-82 《周书·苏绰列传》

官省则事省，事省则民清。官烦①则事烦，事烦则民浊。

2-83 《国语·晋语四》

文公问于郭偃曰："始也，吾以②治国为易，今也难。"对曰："君以为易，其难也将至矣；君以为难，其易也将至焉。"

2-84 《战国策·秦策一》

大臣太重③者国危，左右④太亲者身危。

2-85 《战国策·秦策一》

以乱攻⑤治者亡，以邪攻正者亡，以逆攻顺者亡。

2-86 《尚书·商书·仲虺之诰》

能自得师者王，谓人莫己若者⑥亡。

2-87 《汉书·食货志下》

故善为天下者⑦，因祸而为福，转败而为功。

2-88 《战国策·楚策一》

治之其未乱，为之其未有也；患至而后忧之，则无及已。

2-89 《战国策·秦策三》

良医知病人之死生，圣主明于成败之事。利则行之，害则舍之，疑则少尝⑧之，虽尧、舜、禹、汤复生，弗能改已。

2-90 《战国策·齐策五》

善为国者，顺民之意，而料⑨兵之能，然后从⑩于天下。

2-91 《新唐书·魏征列传》

君所以明，兼听也；所以暗，偏信也。

---

① 烦：通"繁"。
② 以：以为，认为。
③ 太重：此指权势太大。
④ 左右：此指身边工作的人。
⑤ 攻：排斥。下各"攻"字同。
⑥ 莫己若者：即莫若己者。
⑦ 善为天下者：指善于治理国家的人。
⑧ 尝：试，试探。
⑨ 料："量"也。
⑩ 从：率，带领。

第二章 为政

2-92《新论·见征》

是故良医医其未发，而明君绝其本谋①。

2-93《论语·为政》

为政以德，譬如北辰②，居其所，而众星共③之。

2-94《汉书·礼乐志》

为政而不行，甚者必变而更④化之，乃可理⑤也。

2-95《淮南子·主术训》

尧为匹夫，不能仁化一里⑥；桀在上位，令行禁止。

2-96《春秋繁露·考功名》

故日月之明，非一精之光也；圣人致⑦太平，非一善之功也。

2-97《淮南子·齐俗训》

故乱国若盛，治国若虚，亡国若不足，存国若有余。虚者非无人也，皆守其职也；盛者非多人也，皆徼⑧于末也；有余者非多财也，欲节事寡也；不足者非无货也，民躁⑨而费多也。

2-98《孟子·梁惠王下》

昔者文王之治岐⑩也，耕者九一⑪，仕者世禄，关市讥⑫而不征，泽梁⑬无禁，罪人不孥⑭。老而无妻曰鳏，老而无夫曰寡，老而无子曰独，幼而无父曰孤。此四者，天下之穷民而无告者。文王发政施仁，必先斯四者。

---

① 本谋：原来的谋划。
② 北辰：此指北极星。
③ 共：同"拱"，即环抱，环绕之意。
④ 更：愈加。
⑤ 理：征治。
⑥ 仁化一里：仁化，仁慈的教化；里，人所居住的地方。
⑦ 致：施行。
⑧ 徼：音 jiào，趋向。
⑨ 躁：通"懆"，贪婪多欲。
⑩ 岐：地名，在今陕西岐山县一带。
⑪ 耕者九一：每户耕作"井田"的九分之一。
⑫ 讥：稽查。
⑬ 泽梁：古在流水中用以拦鱼的工具。
⑭ 孥：指妻儿。

2-99 《战国策·赵策二》

明王绝疑去谗，屏①流言之迹，塞朋党②之门。

2-100 《荀子·王霸》

人主则外贤而偏举③，人臣则争取而妒贤，是其所以不合之故也。

2-101 《淮南子·诠言训》

故得道以御④者，身虽无能，必使能者为己用；不得其道，伎艺虽多，未有益也。

2-102 《管子·立政》

上贤不过等⑤，使能不兼官⑥。

2-103 《淮南子·主术训》

文王智而好问，故圣；武王勇而好问，故胜。

2-104 《史记·匈奴列传》

圣人者日新⑦，改作更始⑧，使老者得息，幼者得长，各保其首领⑨而终其天年。

2-105 《汉书·食货志上》

人情一日不再食⑩则饥，终岁不制衣则寒。夫腹饥不得食，肤寒不得衣，虽慈母不能保其子，君安能以有其民哉？

2-106 《战国策·赵策四》

所谓桑雍⑪者，便辟⑫左右之近者，及夫人优爱孺子⑬也。此皆能乘王之醉昏，而求所欲于王者也。是能得之乎内，则大臣为之枉法于外

① 屏：除去，排出。
② 朋党：为私利目的而勾结同类。
③ 偏举：任用自己所偏爱的人。
④ 得道以御：得道，符合道义；御，统治。
⑤ 等：级位，级别。
⑥ 不兼官：即一身不兼二职。
⑦ 日新：日日更新。
⑧ 更始：重新开始。
⑨ 首领：即头颈，此借指性命。
⑩ 再食：吃两餐。
⑪ 桑雍：喻媚君祸国之人。
⑫ 便辟：逢迎献媚貌。
⑬ 优爱孺子：优，宽容；孺子，小孩。

矣。故日月晖于外，其贼在于内，谨备其所憎，而祸在于所爱。

2－107《史记·平津侯主父列传》

智、仁、勇，此三者天下之通德，所以行之者也。故曰："力行①近乎仁，好问近乎智，知耻近乎勇。"知此三者，则知所以自治；知所以自治，然后知所以治人。天下未有不能自治而能治人者也，此百世不易之道也。

2－108《礼记·中庸》

子曰："好学近乎知②，力行近乎仁，知③耻近乎勇。知斯三者，则知所以修身；知所以修身，则知所以治人；知所以治人，则知所以治天下国家矣。"

2－109《韩诗外传》

古有国者未尝不以恭俭④也，失国者未尝不以骄奢也。

2－110《尚书·周书·旅獒》

不作无益⑤害有益，功乃成；不贵异物贱用物⑥，民乃足。

2－111《尚书·周书·周官》

蓄疑败谋⑦，怠忽荒政，不学墙面⑧，莅事⑨唯烦。

2－112《韩诗外传》

原天命⑩，治心术⑪，理好恶，适情性，而治道毕矣。

2－113《孟子·滕文公上》

上有好者⑫，下必有甚焉者矣。

---

① 力行：尽力进行。
② 知：同"智"。
③ 知：知道。下各"知"字同。
④ 恭俭：恭顺俭朴。
⑤ 无益：无益之事，如无益治道，无益修德之举措。
⑥ 贵异物贱用物：异物，世间难见奇巧之物；用物，人们日常生活必需之物。
⑦ 蓄疑败谋：蓄疑，蓄积疑惑；败谋，破坏谋划。
⑧ 墙面：面墙而立，目无所见。
⑨ 莅事：临事。
⑩ 原天命：原，推求本源；天命，指自然的规律。
⑪ 心术：心思和心计。
⑫ 上有好者：上，在上位的人；好，爱好，嗜好。

2-114《礼记·缁衣》

子曰："上好仁，则下之为仁争先人①。"

2-115《礼记·乐记》

君好之则臣为之，上行之则民从之。

2-116《淮南子·主术训》

所立于下者②，不废于上③；所禁于民者，不行于身。

2-117《老子》

我无为④而民自化⑤，我好静而民自正，我无事而民自富，我无欲而民自朴⑥。

2-118《吕氏春秋·有始览·应同》

夫精⑦，五帝三王⑧之所以成也。成齐⑨类同皆有合，故尧为善而众善至，桀为非而众非来。

2-119《淮南子·说林训》

上求材，臣残木；上求鱼，臣干谷⑩；上求楫而下致船；上言若丝，下言若纶⑪；上有一善，下有二誉；上有三衰⑫，下有九杀⑬。

2-120《礼记·缁衣》

子曰："王言如丝，其出如纶；王言如纶，其出如綍⑭。"

2-121《论语·子路》

上好礼，则民莫敢不敬；上好义，则民莫敢不服；上好信⑮，则民

---

① 争先人：争，竞争；先人，行动先于别人。
② 立于下者：即对国民所定的法规。
③ 不废于上：对在上位的人不能废止不用。
④ 无为：道家指顺应自然，不刻意有所作为。
⑤ 自化：自自然然顺化。
⑥ 朴：淳朴。
⑦ 精：虔诚，专一。
⑧ 五帝三王：五帝，伏羲、神农、黄帝、尧、舜；三王，夏禹、商汤、周文王。
⑨ 成齐：齐，通"济"，"成"也，是成、齐同义，即媾和。
⑩ 谷：两山之间的水流。
⑪ 纶：比丝粗的绳子。
⑫ 衰：减退。
⑬ 杀：衰微。
⑭ 綍：音 fú，绳索。
⑮ 信：诚恳，信实。

莫敢不用情。

2-122 《礼记·缁衣》

子曰："下之事上也，不从其所令，从其所行。上好是物，下必有甚者矣。故上之所好恶，不可不慎也，是民之表①也。"

2-123 《淮南子·主术训》

上多故②则下多诈，上多事则下多态③，上烦扰则下不定，上多求④则下交争。

2-124 《淮南子·主术训》

灵王好细腰，而民有杀⑤食自饥也；越王好勇，而民皆处危争死。

2-125 《吕氏春秋·似顺论·慎小》

上尊下卑，卑则不得以小观⑥上。尊则恣⑦，恣则轻小物，轻小物则上无道⑧知下，下无道知上。上下不相如，则上非下，下怨上矣。人臣之情，不能为所怨；人主之情，不能爱所非。此上下大相失道也。

2-126 《淮南子·说林训》

以水和水不可食⑨，一弦之瑟不可听。

2-127 《尚书·商书·说命上》

木从绳则正，后⑩从谏则圣。

2-128 《韩诗外传》

有谔谔争臣⑪者其国昌，有默默谀臣者其国亡。

2-129 《老子》

信⑫言不美，美言不信。

---

① 表：标准，仪范。
② 故：巧诈。
③ 态：巧饰。
④ 多求：贪欲。
⑤ 杀：音 shài，减省。
⑥ 观："视"也。
⑦ 恣：放纵。
⑧ 无道：暴虐，没有德政。
⑨ 以水和水不可食：和，掺和；不可食，单调，食而无味。
⑩ 后：君主。
⑪ 谔谔争臣：谔谔，直言貌；争臣，能谏诤之臣。
⑫ 信：真诚。

2-130《说苑·正谏》

良药苦于口，利于病；忠言逆于耳，利于行。

2-131《白虎通·谏诤》

明王所以立谏诤者，皆为重民而求己失也。

2-132《韩非子·外储说左上》

夫药酒用①言，明君圣主之以独知也。

2-133《韩非子·外储说左上》

夫良药苦于口，而智者劝而饮之，知其入而已己疾也。忠言拂②于耳，而明主听之，知其可以致功也。

2-134《史记·淮南衡山列传》

毒药苦于口利于病，忠言逆于耳利于行。

2-135《荀子·臣道》

忠信③而不谀，谏争而不谄。

2-136《史记·孝文本纪》

古之治天下，朝有进善之旌④，诽谤之木，所以通治道而来谏者。今法有诽谤妖言之罪，是使众臣不敢尽情，而上无由闻过失也。将何以来远方之贤良？

2-137《邓析子·转辞》

尧置敢谏之鼓，舜立诽谤之木，汤有司直之人⑤，武有戒慎之铭⑥。此四君子者，圣人也。

2-138《白虎通·谏诤》

立进善之旌，悬诽谤之木，建招谏之鼓。

2-139《淮南子·主术训》

古者天子听朝，公卿正谏，博士诵诗，瞽箴师诵⑦，庶人⑧传语，

---

① 用：为"中"字之误，中、忠古通用。用言，即忠言。
② 拂："逆"也。
③ 忠信：即忠诚。
④ 旌：音 jīng，旗帜。
⑤ 司直之人：敢于直言进谏之人。
⑥ 铭：铸刻在器物上的文字。
⑦ 瞽箴师诵：无目为瞽，即盲人；箴，一种有劝诫意义的文辞；师，乐师。
⑧ 庶人：平民。

史书其过，宰彻其膳①，犹以为未足也。故尧置敢谏之鼓，舜立诽谤之木，汤有司直之人，武王立戒慎之鼗②，过若毫厘而既已备之也。

2-140《史记·平津侯主父列传》

明主不恶切③谏以博观，忠臣不敢避重诛以直谏，是故事无遗策④而功流万世。

2-141《荀子·臣道》

谏争辅拂⑤之人，社稷之臣也，国君之宝也，明君所尊厚也，而暗主惑⑥君以为己贼也。

2-142《孟子·万章下》

齐宣王问卿，孟子曰："王何卿之问也？"王曰："卿不同乎？"曰："不同，有贵戚之卿⑦，有异姓之卿。"王曰："请问贵戚之卿。"曰："君有大过则谏，反覆之而不听，则易位⑧。"王勃然变乎色，曰："王勿异也。王问臣，臣不敢不以正⑨对。"王色定，然后请问异姓之卿。曰："君有过则谏，反覆之而不听，则去。"

2-143《抱朴子·时难》

以智告愚，则必不入⑩，故文王谏纣，终于不纳也。

2-144《荀子·子道》

昔万乘⑪之国，有争⑫臣四人，则封疆⑬不削。千乘之国，有争臣三人，则社稷不危。百乘之家，有争臣二人，则宗庙不毁。父有争子，不行无礼。士有争友，不为不义。

---

① 宰彻其膳：宰，掌管膳食的官；彻，撤去；膳，饭食。
② 鼗：音 táo，有柄小鼓。
③ 切：诚恳，直率。
④ 事无遗策：谋事就不会失策。
⑤ 辅拂：拂，音 bì，辅拂，辅佐，帮助。
⑥ 主惑：杨倞注，二字疑衍。
⑦ 贵戚之卿：即与王室同姓的公卿。
⑧ 易位：即改立别人为王。
⑨ 正：此当读为"诚"。
⑩ 入：接纳，采纳。
⑪ 乘：音 shèng，指配有一定数量兵士的兵车。
⑫ 争：通"诤"，进谏，直言劝告。
⑬ 封疆：疆界。

2-145 《孝经·谏诤章》

昔者天子有争臣七人，虽无道，不失其天下；诸侯有争臣五人，虽无道，不失其国；大夫有争臣三人，虽无道，不失其家；士有争友，则身不离于令名①；父有争子，则身不陷于不义。

2-146 《孟子·万章上》

万章问曰："或曰，'百里奚自鬻②于秦养牲者，五羊之皮，食③牛，以要秦穆公。'信乎？"孟子曰："否，不然；好事者为之也。百里奚，虞人也。晋人以垂棘之璧与屈产之乘④，假道于虞以伐虢。宫之奇谏，百里奚不谏。知虞公之不可谏而去之秦，年已七十矣，曾⑤不知以食牛干秦穆公之为污也，可谓智也？不可谏而不谏，可谓不智乎？知虞公之将亡而先去之，不可谓不智也。时举于秦，知穆公之可与有行⑥也而相之，可谓不智乎？相秦而显其君于天下，可传于后世，不贤而能之乎？自鬻以成其君，乡党自好者不为，而谓贤者为之乎？"

2-147 《国语·越语下》

大夫种进谏曰："夫勇者逆德也，兵者凶器也，争者事之末也。阴谋⑦逆德，好用凶器，始于人者，人之所卒⑧也；淫佚⑨之事，上帝之禁也。先行此者，不利。"

2-148 《吕氏春秋·贵直论·直谏》

言极⑩则怒，怒则说⑪者危。非贤者孰肯犯危？而非贤者也，将以要⑫利矣；要利之人，犯危何益？故不肖⑬主无贤者。无贤则不闻极言，

---

① 令名：美名。
② 鬻：音 yù，卖。
③ 食：音义同"饲"。
④ 乘：良马。
⑤ 曾：乃，竟也。
⑥ 有行：与"有为"同。
⑦ 阴谋：兵谋。
⑧ 卒："终"也。"始以伐人，人终害之"。
⑨ 淫佚：放荡。
⑩ 言极：极，"尽"也。言极，即逆耳之尽言。
⑪ 说：音 shuì，劝说别人，使之听从自己的意见。
⑫ 要："求"也。
⑬ 不肖：不贤。

不闻极言，则奸人比周①，百邪悉起。若此，则无以存矣。凡国之存也，主之安也，必有以也②。不知所以，虽存必亡，虽安必危。所以不可不论也。

2-149 《淮南子·人间训》

天下有三不祥……不行礼义，一不祥也；嗜欲无止，二不祥也；不听强③谏，三不祥也。

2-150 《荀子·成相》

周幽厉④，所以败，不听规谏忠⑤是害。嗟我何人，独不遇时当乱世。欲衷⑥对，言不从，恐为子胥身离⑦凶，进谏不听，刭⑧而独鹿⑨弃之江。

2-151 《史记·日者列传》

贤之行也，直道⑩以正谏，三谏不听则退。其誉人也不望其报，恶⑪人也不顾其怨，以便⑫国家利众为务。故官非其任⑬不处也，禄非其功不受也。

2-152 《旧唐书·张蕴古列传》

勿谓我尊而傲贤侮士，勿谓我智而拒谏矜⑭已。

2-153 《后汉书·陈忠传》

大臣重禄不极⑮谏，小臣畏罪不敢言，下情不上通，此患之大者。

---

① 比周：结伙营私。
② 必有以也：必以有功德。
③ 强：坚决。
④ 周幽厉：周幽，即周幽王；厉，暴虐。
⑤ 忠：忠良之臣。
⑥ 衷："诚"也。
⑦ 离：通"罹"，遭遇。
⑧ 刭：音 jǐng，断头。
⑨ 独鹿：剑名。
⑩ 直道：正直之道。
⑪ 恶：讨厌，憎恨。
⑫ 便：有利。
⑬ 任：能力，才干。
⑭ 矜：文饰，美化。
⑮ 极：尽，穷尽。

2-154 《战国策·楚策一》

韩氏辅国①也，好利而恶②难。好利，可营③也；恶难，可惧也。我厚赂之以利，其心必营。我悉兵以临之，其心必惧我。彼惧吾兵而营我利，五国之事必可败也。

2-155 《说文·厶部》

厶④，奸邪也，《韩非》曰："苍颉作字，自营⑤为厶。"凡厶之属皆从厶。

2-156 《韩非子·外储说左下》

私怨不入公门。

2-157 《管子·内业》

一言得⑥而天下服，一言定⑦而天下听，公之谓也。

2-158 《战国策·魏策四》

明主之听也，不以挟私为政，是参行⑧也。

2-159 《慎子·君人》

不聪不明不能王，不瞽⑨不聋不能公。

2-160 《庄子·则阳》

丘山积卑而为高，江河合水而为大，大人合并而为公。

2-161 《淮南子·主术训》。

衡之于左右，无私⑩轻重，故可以为平；绳之于内外，无私曲直，故可以为正。

2-162 《春秋繁露·离合根》

以无为为道⑪，以无私为宝。

────────────

① 韩氏辅国：言韩国在赵、秦、魏、燕、韩五国中为辅佐之国。
② 恶：畏惧，害怕。
③ 营："惑"也。
④ 厶：音 sī，今通"私"。
⑤ 自营：营，"环"也。自营，围绕自己打圈子。
⑥ 得：适合，适当。
⑦ 定："正"也。
⑧ 参行：参之众说而行。
⑨ 瞽：音 gǔ，眼瞎。
⑩ 私：偏爱。下"私"字同。
⑪ 为道：实行某种道德标准或政治原则。

2-163《战国策·秦策三》

私不害公，谗不蔽忠。

2-164《淮南子·修务训》

私志不得入公道，嗜欲不得枉①正术。

2-165《吕氏春秋·季冬纪·序意》

夫私视使目盲，私听使耳聋，私虑使心狂。三者皆私设精，则智无由公②。智不公则福日衰，灾日隆③。

2-166《抱朴子·广譬》

明铨④衡者，所重不可得诬也；仗法度者，所爱不可得私也。

2-167《吕氏春秋·孟春纪·贵公》

甘露时雨，不私一物。

2-168《文子·自然》

故善用兵者，用其自为⑤用；不能用兵者，用其为己用。用其自为用，天下莫不可用；用其为己用，无一人之可用也。

2-169《吕氏春秋·孟春纪·重己》

凡生之长也，顺之也；使生不顺者，欲⑥也；故圣人必先适⑦欲。

2-170《说苑·政理》

不以私善害公法，赏赐不加于无功，刑罚不施于无罪；不因喜以赏，不因怒以诛；害民者有罪，进贤举过者有赏。

2-171《尚书·周书·周官》

凡我有官君子⑧，钦乃攸司⑨，慎乃出令，令出惟行，弗惟反⑩。以

---

① 枉："乱"也。
② 公："正"也。
③ 隆："盛"也。
④ 铨：权衡，比较。
⑤ 为：句中助词，"自为用"即自用。
⑥ 欲：情欲也。
⑦ 适：犹"节"也。
⑧ 有官君子：在位之官。
⑨ 钦乃攸司：钦，恭敬严肃；攸司，所主管之职事。
⑩ 弗惟反：不得违反。

公灭私，民其允怀①。

2-172《战国策·燕策二》

贤圣之君，不以禄私②其亲，功多者授之。不以官随③其爱，能当之者处④之。故察能而授官者，成功之君也；论行而结交者，立名之士也。

2-173《诗·小雅·大田》

大田多稼，既种⑤既戒⑥，既备乃事。以我覃耜⑦，俶载⑧南亩。播厥百谷，既庭⑨且硕，曾孙是若⑩。既方既皂⑪，既坚既好，不稂不莠⑫。去其螟螣⑬，及其蟊贼⑭，无害我田稚⑮。田祖有神，秉畀⑯炎火。有渰萋萋⑰，兴雨祁祁⑱。雨我公田，遂及我私。彼有不获稚，此有不敛穧⑲。彼有遗秉，此有滞穗⑳，伊寡妇之利。曾孙来止，以其妇子，馌彼南亩，田畯㉑至喜。来方禋祀，以其骍㉒黑，与其黍稷。以享以祀，以介景福。

---

① 允怀：信任与思念。
② 私：私自给予。
③ 随：听任，放任。
④ 处：委任。
⑤ 种：选择好的种子。
⑥ 戒：准备种田的器具。
⑦ 覃耜：覃，锋利；耜，音 sì，锄头。
⑧ 俶载：俶，音 chù，开始；载，作事。
⑨ 庭：稻秆挺直。
⑩ 若："顺"也，即顺心。
⑪ 皂：子未坚硬成熟。
⑫ 不稂不莠：稂，音 láng，莠均为害苗的野草。
⑬ 螟螣：螟，吃稻心的害虫；螣，音 téng，吃稻叶的害虫。
⑭ 蟊贼：蟊，吃稻根的害虫；贼，吃稻节的害虫。
⑮ 田稚：未长成的小稻。
⑯ 畀：音 bì，给与。
⑰ 有渰萋萋：渰，音 yǎn，云兴起的样子；萋萋，云气浓厚的样子。
⑱ 祁祁：音 qí，漫漫落下的样子。
⑲ 敛穧：敛，收割的稻子；穧，将割下的稻子捆成捆。
⑳ 滞穗：指遗弃的稻穗。
㉑ 田畯：西周管奴隶耕种的官。
㉒ 骍：音 xīng，红色的马或牛。

2–174 《韩诗外传》

赏勉罚偷①，则民不怠。兼听齐明②，则天下归之。然后明其分职，考其事业，较其官能③，莫不治理，则公道达而私门塞，公义立而私息。如是则得厚④者进，而佞谄老⑤止，贪戾者退，而廉节者起。

2–175 《韩非子·五蠹》

古者仓颉之作书⑥也，自环⑦者谓之私，背私谓之公。公私之相背也，乃仓颉固⑧以知之矣。今以为同利者，不察之患也。

2–176 《吕氏春秋·孟春纪·去私》

庖人⑨调和而弗敢食，故可以为庖。若使庖人调和而食之，则不可以为庖矣。王伯之君亦然，诛暴而不私，以封天下之贤者，故可以为王伯，若使王伯之君诛暴而私之，则亦不可以为王伯矣。

2–177 《吕氏春秋·孟春纪·去私》

墨者有钜子⑩腹䵍⑪，居秦，其子杀人，秦惠王曰："先生之年长矣，非有他子也，寡人已令吏弗诛矣，先生之以此听寡人也。"腹䵍对曰："墨者之法曰'杀人者死，伤人者刑，此所以禁杀伤人也。'夫禁杀伤人者，天下之大义也。王虽为之赐，而令吏弗诛，腹䵍不可不行墨子之法。不许惠王，而遂杀之。子人之所私⑫也，忍所私以行大义，钜子可谓公矣。"

2–178 《吕氏春秋·孟春纪·贵公》

外举不避仇，内举不避子，祁黄羊可谓公矣。

---

① 赏勉罚偷：勉，努力，尽力；偷，苟且，怠惰。
② 齐明：无所不明。
③ 官能：职能。
④ 得厚：得，通"德"；厚，忠厚。
⑤ 老：衰落。
⑥ 书："字"也。
⑦ 自环：自己围着自己转。
⑧ 固：本来。
⑨ 庖人：厨师。
⑩ 钜子：先秦墨家称墨学之大师。
⑪ 䵍：同"䵍"，音 tūn，人名。
⑫ 私："爱"也。

2－179 《韩非子·外储说左下》

西门豹为邺令，清克洁悫①，秋毫之端无私利也，而甚简左右。左右因相与比周而恶②之。居期年，上计，君收其玺③。豹自请曰："臣昔者不知所以治邺，今臣得矣，愿请玺，复以治邺。不当，请伏斧锧④之罪。"文侯不忍而复与之。豹因重敛百姓，急事左右。期年，上计，文侯迎而拜之。豹对曰："往年臣为君治邺，而君夺臣玺；今臣为左右治邺，而君拜臣。臣不能治矣。"遂纳⑤玺而去。文侯不受，曰："寡人曩不知子，今知矣。愿子勉为寡人治之。"遂不受。

2－180 《韩诗外传》

田子为相，三年归休⑥，得金百镒⑦奉其母。母曰："子安得此金？"对曰："所受俸禄也。"母曰："为相三年不食乎？治官如此，非吾所欲也。孝子之事亲也，尽力致诚，不义之物，不入于馆⑧。为人臣不忠，是为人子不孝也。子其去之。"田子愧惭，走出，造⑨朝还金，退请就狱，王贤其母⑩，说⑪其义，即舍田子罪，令复为相，以金赐其母。

2－181 《论衡·言毒篇》

美味腐腹，好色惑⑫心。

2－182 《周书·苏绰列传》

心如清水，形如白玉。

2－183 《论语·卫灵公》

子曰："君子不以言举人⑬，不以人废言。"

---

① 清克洁悫：清，清廉；克，胜己之私；洁，操守清白；悫，音què，忠厚诚实。
② 恶：厌恨。
③ 玺：音xǐ，印章，此为官印。
④ 斧锧：即斧质，铁鑕，古刑具。
⑤ 纳：归还。
⑥ 休：辞官。
⑦ 镒：音yì，古代重量单位，一镒合二十两，即一千克。
⑧ 馆：官署名。
⑨ 造：到。
⑩ 贤其母：认为其母贤。
⑪ 说："悦"也。
⑫ 惑："乱"也。
⑬ 举人：推举、提拔人。

2-184《子华子·北宫子仕》

天下之所以平者，政①平也。政之所以平也，人平也。人之所以平
者，心平也。夫平犹权衡②，然加铢两则移矣。

2-185《孟子·公孙丑下》

得道③者多助，失道者寡助。寡助之至，亲戚畔之④；多助之至，
天下顺之。

2-186《抱朴子·广譬》

绵布可以御寒，不必貂狐。淳素⑤可以匠⑥物，不在文辫⑦。

2-187《抱朴子·守塉》

清⑧者福之所集也，奢者祸之所赴⑨也。

2-188《韩诗外传》

故智者不为非其事，廉者不求非其有，是以害远而名彰也。

2-189《战国策·楚策一》

下比周，则上危；下分争，则上安。

2-190《荀子·解蔽》

《传》曰："知贤之谓明，辅贤之谓强⑩，勉之强之，其福必长。"
此之谓也。

2-191《汉书·傅喜传》

秦行⑪千金以间廉颇，汉散万金以疏亚父。

---

① 政：政治。
② 权衡：称量物体轻重的工具。权，秤锤；衡，秤杆。
③ 得道：指得治国之道，即推行仁政。
④ 亲戚畔之：亲戚，指族内、族外的人；畔，同"叛"。
⑤ 淳素：纯白的丝织品。
⑥ 匠：巧妙地构思、设计（图案）。
⑦ 文辫：文，文饰；辫，交织，编结。
⑧ 清：清廉。
⑨ 赴：至。
⑩ 强：勤勉。
⑪ 行：授予。

2-192 《左传·庄公十一年》

禹、汤罪①己，其兴也悖②焉；桀、纣罪人，其亡也忽③焉。

2-193 《韩诗外传》

造父，天下之善御者矣，无车马则无所见其能。羿，天下之善射者矣，无弓矢则无所见其巧。彼大儒者，善调一④天下者矣，无百里之地则无所见其功。

2-194 《战国策·赵策二》

怀重宝者，不以夜行；任大功⑤者，不以轻敌。

2-195 《礼记·乐记》

土敝⑥则草木不长，水烦⑦则鱼鳖不大，气衰则生物不遂，世乱则礼慝⑧而乐淫。

2-196 《礼记·缁衣》

子曰："上人⑨疑则百姓惑，下难知⑩则君长劳。"

2-197 《韩诗外传》卷八第九章

欲知其子视⑪其母，欲知其人视其友，欲知其君视其所使⑫。

2-198 《抱朴子·审举》

丰草不秀⑬埤土，巨鱼不生小水。

2-199 《汉书·食货志上》

夫珠玉金银，饥不可食，寒不可衣，然而众贵之⑭者，以上用⑮之

---

① 罪：归罪。
② 悖：通"勃"，盛貌。
③ 忽：迅速。
④ 调一：协调，统一。
⑤ 功：工作。
⑥ 敝：衰敝。
⑦ 烦：频繁搅动。
⑧ 慝：音 tè，坏。
⑨ 上人：此指君王，掌权者。
⑩ 难知：郑玄注"难知，有奸心也"。
⑪ 视：观察，考察。
⑫ 所使：所派出使之人。
⑬ 秀、生：此二字下均省一介词"于"字。
⑭ 众贵之：大家都认为它（珠玉、金银）很贵重（重要）。
⑮ 用：需要。

故也。其为物轻微易藏，在于把握，可以周①海内而无饥寒之患。

2-200《淮南子·氾论训》

不用②之法，圣王弗行；不验之言，圣王弗听③。

2-201《淮南子·氾论训》

是故圣人以文④交于世，而以实从事于宜，不结⑤于一迹之涂⑥，凝滞而不化。是故败事少而成事多，号令行于天下，而莫之能非矣。

2-202《吕氏春秋·有始览·应同》

夫覆巢毁卵，则凤凰不至；刳⑦兽食胎，则麒麟不来；干泽涸渔，则龟龙不往⑧。

2-203《吕氏春秋·仲春纪·当染》

染于⑨苍则苍，染于黄则黄。

2-204《孔丛子·抗志》

夫不察事之是非，而悦⑩人之赞己，暗⑪莫甚焉；不度理之所在，而阿谀求容⑫，谄莫甚焉。

2-205《史记·平津侯主父列传》

夫三公⑬者，百寮⑭之率，万民之表⑮也。未有树直表而得曲影者也。

---

① 周：师古注"周谓周遍而游行"。
② 不用：用不着。
③ 听：许慎注"听，受（也）"。
④ 文：礼乐，仪制。
⑤ 结：扭结。
⑥ 涂：道路，即"途"。
⑦ 刳：音 kū，从中间破开，再挖空。
⑧ 往：一说作"住"，作"住"始与上合韵。
⑨ 于："用"也。
⑩ 悦：喜欢。
⑪ 暗：昏昧，不明白。
⑫ 容：悦，欢喜。
⑬ 三公：辅助国君掌握军政大权的最高官员。
⑭ 百寮：亦作"百僚"，即百官。
⑮ 表：作标记的木柱。

2-206《论语·子路》

子夏为莒父宰①，问政。子曰："无欲速，无见小利。欲速则不达②，见小利则大事不成。"

2-207《孟子·离娄上》

夫人必自侮，而后人侮③之。家必自毁，而后人毁之。国必自伐，而后人伐之。

2-208《列子·杨朱》

吞舟之鱼，不游枝④流；鸿鹄⑤高飞，不集污池。

2-209《列子·杨朱》

将治大者不治细⑥，成⑦大者不成小。

2-210《汉书·食货志上》

夫积贮者，天下之大命也，苟粟多而财有余，何为而不成？以攻则取，以守则固，以战则胜。怀敌附远⑧，何招而不至？

2-211《荀子·非十二子》

无不爱也，无不敬也，无与人争也，恢然⑨如天地之苞万物。如是则贤者贵之，不肖者亲⑩之。如是而不服者，则可谓妖怪狡猾之人矣。

2-212《淮南子·氾论训》

权者，圣人知所独见⑪也。故忤⑫而后合者，谓之知权。合而后忤者，谓之不知权。不知权者，善反丑矣。

---

① 莒父宰：莒，音 jǔ，莒父，鲁国之一邑；宰，县一级的长官。
② 达：到达。
③ 侮：轻慢，轻视。
④ 枝：同"支"。
⑤ 鸿鹄：鸟名，即天鹅。
⑥ 细："小"也。
⑦ 成：成就。
⑧ 怀敌附远：怀，包围；怀敌，包围敌人；附，归附；附远，使远方之民归附。
⑨ 恢然：弘大，宽广的样子。
⑩ 亲：宠爱，亲近。
⑪ 独见：独立察见。
⑫ 忤：音 wǔ，抵触，违反。

2-213 《淮南子·氾论训》

今夫盲者行于道，人谓之左则左，谓之右则右，遇君子则易道①，遇小人则陷沟壑。何则？目无以接②物也。

2-214 《淮南子·氾论训》

百川异源，而皆归于海；百家殊业，而皆务③于治。

2-215 《礼记·王制》

废疾④非人不养者，一人不从政。

2-216 《尚书·夏书·胤征》

歼厥渠魁⑤，胁从罔治⑥，旧染污俗，咸与惟新⑦。

2-217 《尚书·周书·洪范》

无虐茕独⑧，而畏高明⑨。

2-218 《淮南子·兵略训》

兵失道⑩而弱，得道而强；将失道而拙⑪，得道而工⑫；国得道而存，失道而亡。

2-219 《战国策·魏策二》

今夫杨，横树⑬之则生，倒树之则生，折而树之又生。然使十人树杨，一人拔之，则无生杨矣。故以十人之众，树易生之物，然而不胜一人者，何也？树之难而去之易也。

---

① 易道：易于行走。
② 接：接触。
③ 务：追求，谋求。
④ 废疾：废于人事之疾。
⑤ 歼厥渠魁：歼，歼灭；厥，句中助词；渠魁，首恶分子。
⑥ 罔治：不予治罪。
⑦ 惟新：惟，助词，无义；新，更新，意即改造为新人。
⑧ 无虐茕独：无，通"勿"，无虐，不要虐待；茕，音 qióng，茕独，孤独无依之人。
⑨ 高明：指地位尊贵的人。
⑩ 道：事理，规律。
⑪ 拙：笨拙。
⑫ 工：精巧。
⑬ 树：栽种。

2-220 《礼记·大学》

生财有大道①：生之者众，食之者寡，为之者疾②，用之者舒③，则财恒足矣。

2-221 《汉书·礼乐志》

故秦穆遗戎④而由余⑤去，齐人馈⑥鲁而孔子行。

2-222 《汉书·宣帝纪》

狱者，万民之命，所以禁暴止邪，养育群生也。能使生者不怨，死者不恨，则可谓文吏⑦矣。

2-223 《白虎通·谏诤》

立史记事者，以为臣下之仪⑧样，人之所取法则也。

2-224 《诗·国风·采葛》

彼采葛⑨兮，一日不见，如三月兮。彼采萧⑩兮，一日不见，如三秋兮。彼采艾兮，一日不见，如三岁兮。

2-225 《诗·国风·芣苢⑪》

采采芣苢，薄⑫言采之；采采芣苢，薄言有之；采采芣苢，薄言掇⑬之；采采芣苢，薄言捋乏⑭；采采芣苢，薄言袺⑮之；采采芣苢，薄言襭⑯之。

---

① 大道：正当途径。
② 疾：疾速，迅速。
③ 舒：舒缓。
④ 戎：古国名。
⑤ 由余：人名，秦用其谋伐戎，益国十二，开地千里。
⑥ 馈：赠送。
⑦ 文吏：文，美，善；吏，事情。
⑧ 仪：法度，标准。
⑨ 葛：即苎麻，其纤维可织葛布。
⑩ 萧：香蒿。
⑪ 芣苢：音 fūyì，即车前草。
⑫ 薄：助词。
⑬ 掇：音 duó，拾取。
⑭ 捋：音 luō，用手握住东西，顺着东西移动。
⑮ 袺：音 jié，用衣襟兜东西。
⑯ 襭：音 xié，把衣襟插在腰带上兜东西。

2 –226 《诗·国风·匏有苦叶》

匏①有苦叶，济②有深涉。深则厉③，浅则揭④。

2 –227 《诗·小雅·鹤鸣》

鹤鸣于九皋⑤，声闻于野。鱼潜在渊，或在于渚⑥。乐彼之园，爰有树檀，其下维萚⑦。他山之石，可以为错⑧。鹤鸣于九皋，声闻于天。鱼在于渚，或潜在渊。乐彼之园，爰有树檀，其下维榖⑨。他山之石，可以攻玉。

2 –228 《诗·小雅·黄鸟》

黄鸟黄鸟，无集于榖⑩，无啄我粟。此邦之人，不我肯谷⑪，言旋⑫言归，复我邦族。黄鸟黄鸟，无集于桑，无啄我粱。此邦之人，不可与明⑬。言旋言归，复我诸兄。黄鸟黄鸟，无集于栩⑭，无啄我黍。此邦之人，不可与处。言旋言归，复我诸父。

2 –229 《诗·小雅·十月之交》

十月之交，朔日辛卯。日有食之，亦孔之丑⑮。彼月而微，此日而微。今此下民，亦孔之哀。日月告凶，不用其行。四国无政，不用其良。彼月而食，则维其常。此日而食，于何不臧⑯。烨烨⑰震电，不宁

---

① 匏：音 páo，即葫芦的一种。
② 济：渡水。
③ 厉：穿着衣服从水中走过。
④ 揭：手提着衣服从水中走过。
⑤ 九皋：皋，音 gāo，九皋，深远的水泽淤地。
⑥ 渚：浅水。
⑦ 萚：音 tuò，草木脱落的皮或叶。
⑧ 错：磨玉石片。
⑨ 榖：树名，又名楮。
⑩ 无集于榖：无，通"勿"；集，群鸟栖止在树上；榖，树名。
⑪ 不我肯谷：谷，"善"也；不我肯谷，不肯用善心对待我。
⑫ 言旋：言，语助词；旋，返回，归来。
⑬ 明：通"盟"，结盟作朋友。
⑭ 栩：树名。
⑮ 丑：指事物不好。
⑯ 不臧：不善。
⑰ 烨烨：电光闪烁的样子。

不令①。百川沸腾，山冢崒崩②。高岸为谷，深谷为陵。哀今之人，胡憯莫惩③。

2-230《诗·小雅·小宛》

中原有菽④，庶民采之。螟蛉⑤有子，蜾蠃⑥负之。教诲尔子，式穀似之。

2-231《诗·小雅·谷风》

习习谷风⑦，维风及雨。将恐将惧⑧，维予与女。将安将乐，女转弃予。习习谷风，维风及颓⑨。将恐将惧，置予于怀。将安将乐，弃予如遗。习习谷风，维山崔嵬⑩。无草不死，无木不萎。忘我大德，思我小怨。

2-232《诗·小雅·巧言》

奕奕寝庙⑪，君子作之。秩秩大猷⑫，圣人莫⑬之。他人有心，予忖度之。跃跃毚⑭兔，遇犬获之。荏染⑮柔木，君子树之。往来行言，心焉数之。蛇蛇⑯硕言，出自口矣。巧言如簧，颜之厚矣。彼何人斯？居河之麋⑰。无拳无勇，职为乱阶。既微且尰⑱，尔勇伊何？为犹将多，尔居徒几何？

① 令："善"也。
② 山冢崒崩：山冢，指山顶；崒崩，山顶倒崩。
③ 胡憯莫惩：憯，音 cǎn，曾，竟然；惩，止住。
④ 菽：大豆。
⑤ 螟蛉：桑树上的小青虫。
⑥ 蜾蠃：音 guǒluǒ，即土蜂。
⑦ 习习谷风：习习，风吹和顺的样子；谷风，东风。
⑧ 将恐将惧：指在危难忧愁的时候。
⑨ 颓：风大，能够吹动车轮。
⑩ 崔嵬：山顶高的样子。
⑪ 奕奕寝庙：奕奕，房屋高大的样子；寝，有坟的祠堂；庙，无坟的祠堂。
⑫ 猷：音 yóu，计谋，打算。
⑬ 莫："定"也。
⑭ 毚：音 chán，狡兔。
⑮ 荏染：柔软的样子。
⑯ 蛇蛇：音 yí，浅薄，自大。
⑰ 麋：低湿生水草的地方。
⑱ 尰："肿"也。

2-233《诗·国风·七月》

六月食郁及薁①，七月亨②葵及菽，八月剥枣，十月获稻，为此春酒，以介③眉寿。七月食瓜，八月断壶④，九月叔苴⑤，采荼薪樗，食我农夫。

2-234《诗·商颂·殷武》

挞彼殷武⑥，奋伐荆楚。罙⑦入其阻，裒⑧荆之旅，有截其所，汤孙⑨之绪。维女荆楚，居国南乡。昔有成汤，自彼氐羌⑩，莫敢不来享，莫敢不来王。曰商是常。

2-235《诗·小雅·蓼莪》

蓼蓼者莪⑪，匪莪伊蒿⑫。哀哀⑬父母，生我劬劳⑭。蓼蓼者莪，匪莪伊蔚。哀哀父母，生我劳瘁⑮。瓶之罄矣⑯，维罍之耻。鲜民之生，不如死之久矣。无父何怙⑰？无母何恃？出则衔恤⑱，入则靡至⑲。父兮生我，母兮鞠⑳我，拊我畜我㉑，长我育我，顾我腹㉒我，出入腹我，欲

---

① 食郁及薁：郁，果名，李的一种；薁，菜名。
② 亨：通"烹"。
③ 介：补助。
④ 断壶：断，采下；壶，葫芦。
⑤ 叔苴：叔，拾起来；苴，音 jū，麻子。
⑥ 挞彼殷武：挞，很快的样子；殷，即商朝；武，武功。
⑦ 罙：音 mí，冒，此为冒险。
⑧ 裒：音 póu，"聚"也。
⑨ 汤孙：即汤王的孙子。
⑩ 氐羌：氐，音 dī，氐羌，我国西方少数民族。
⑪ 蓼蓼者莪：蓼蓼，长大的样子；莪，莪蒿，此喻孝子。
⑫ 蒿：贱草，此喻不孝之子。
⑬ 哀哀：伤心至极。
⑭ 劬劳：劳累辛苦。
⑮ 瘁：音 cuì，过度劳累。
⑯ 瓶之罄矣：瓶，小酒瓶；罄，尽，空。
⑰ 怙，音 hù，依靠。
⑱ 衔恤：心里没有忘记忧。
⑲ 靡至：靡，没有；靡至，没有归宿。
⑳ 鞠：养的意思。
㉑ 拊我畜我：拊，音 fǔ，抚慰的意思；畜，"养"也。
㉒ 腹：怀抱的意思。

报之德，昊天罔极①。南山烈烈②，飘风发发③。民莫不谷④，我独何害。南山律律⑤，飘风弗弗⑥。民莫不谷，我独不卒⑦。

2-236《孟子·尽心上》

孟子曰："君子有三乐，而王天下不与存焉。父母俱存，兄弟无故⑧，一乐也；仰不愧于天，俯不怍⑨于人，二乐也；得天下英才而教育之，三乐也。君子有三乐，而王天下不与存焉"。

2-237《论语·子路》

子曰："苟正其身矣，于从政乎何有⑩？不能正其身，如正人何？"

2-238《汉书·沟洫志》

善为川者，决之使道⑪；善为民者，宣⑫之使言。

2-239《论语·宪问》

子曰："上好礼，则民易使⑬也。"

2-240《尚书·商书·太甲下》

与治同道罔⑭不兴，与乱同事罔不亡。

2-241《尚书·商书·汤誓》

德日兴，万邦惟怀⑮；志自满，九族乃离。

2-242《尚书·商书·说命上》

木从绳则正，后⑯从谏则圣。

———————————

① 昊天罔极：昊，音hào，昊天，"天"也；罔极，没有边极。
② 烈烈：高大的样子。
③ 发发：快的样子。
④ 谷：善的意思。
⑤ 律律：高大的样子。
⑥ 弗弗：快的样子。
⑦ 卒："终"也。
⑧ 故：灾患，丧病，即今之事故。
⑨ 怍：音zuò，惭愧。
⑩ 何有：即有什么困难呢？
⑪ 决之使道：决，疏导水流；道，通"导"。
⑫ 宣：疏通。
⑬ 使：差使。
⑭ 罔：没有的意思。
⑮ 惟怀：惟，语助词，无义；怀，至，来。
⑯ 后：君主。

第三章　选贤任能

3-1《汉书·哀帝纪》

圣王之治，以得贤为首①。

3-2《尚书·周书·周官》

明王立政②，不惟其官，惟其人③。

3-3《尚书·商书·咸有一德》

任官惟贤才，左右惟其人④。

3-4《汉书·傅喜传》

百万之众，不如一贤。

3-5《战国策·秦策一》

夫贤人在而天下服⑤，一人用而天下从。

3-6《尚书·周书·武成》

建官⑥惟贤，位事⑦惟能。

3-7《荀子·致士》

德以叙⑧位，能以授官。

3-8《尚书·周书·周官》

官不必备⑨，惟其人。

---

① 首：第一。
② 立政：设立政长，即设立官长，确立职责。
③ 不惟其官，惟其人：不仅注重立官，更注重用人，使官得其人。
④ 左右惟其人：左右，指君主左右的辅弼大臣；其人，指称职之人。
⑤ 服：顺从。
⑥ 建官：建立官职。
⑦ 位事：居位治事。
⑧ 叙：排列次序。
⑨ 备：完备。

3-9 《韩诗外传》

知贤，智也；推贤，仁也；引①贤，义也。有此三者，又何加②焉？

3-10 《韩诗外传》

决③德而定次，量能而授官。

3-11 《诗·国风·关雎》

关关雎鸠④，在河之洲。窈窕淑女⑤，君子好逑⑥。参差荇菜⑦，左右流之。窈窕淑女，寤寐求之。求不之得，寤寐思服⑧。悠哉悠哉，辗转反侧。参差荇菜，左右采⑨之。窈窕淑女，琴瑟友之⑩。参差荇菜，左右芼⑪之。窈窕淑女，钟鼓乐之。

3-12 《韩诗外传》

进贤使能，各任其事。

3-13 《史记·商君列传》

愚者暗于成事，知⑫者见于未萌。

3-14 《春秋繁露·五行之义》

使人必以其序，官人⑬必以其能。

3-15 《白虎通德论·京师》

有能然后居其位，德加⑭于人然后食其禄。所以尊贤重有德也。

----

① 引：选拔，荐举。
② 加：外加。
③ 决：同"决"，分辨，判断。
④ 关关雎鸠：关关，雌雄二鸟互相应答的啼叫声；雎鸠，一种水鸟，虽雌雄相处而不乱性。
⑤ 窈窕淑女：窈窕，赞美女子幽静品格；淑女，性情和善的女子。
⑥ 好逑：好，"善"也；逑，音 qiú，配偶。
⑦ 荇菜：荇，音 xìng，荇菜，一种水生植物。
⑧ 服：思念。
⑨ 采：同"採"。
⑩ 琴瑟友之：指夫妻同声和调，相亲相爱。
⑪ 芼：音 mào，拔取。
⑫ 知：同"智"。
⑬ 官人：给人官做。
⑭ 加：施及，施加。

第三章　选贤任能

3-16《孟子·公孙丑上》

麒麟之于走兽，凤凰之于飞鸟，太山之于丘垤①，河海之于行潦②，类也。圣人之于民，亦类也。出于其类，拔乎其萃③。

3-17《史记·魏世家》

家贫则思良妻，国乱则思良相。

3-18《春秋繁露·立元神》

虚心下士，观来察往，谋于众贤，考求众人。

3-19《吕氏春秋·先识览·先识》

国之兴也，天遗之贤人与极言④之士；国之亡也，天遗之乱人与善谀之士。

3-20《荀子·宥坐》

芝兰生于深林，非以无人而不芳⑤。

3-21《荀子·成相》

曷谓罢⑥，国多私，比周还⑦主党⑧与施⑨。远贤近谗，忠臣蔽塞主埶⑩移。

3-22《诗·国风·卷耳》

采采卷耳⑪，不盈顷筐，嗟我怀人⑫，置彼周行⑬。陟彼崔嵬⑭，我马虺隤⑮，我姑酌彼金罍⑯，维以不永怀。陟彼高冈，我马玄黄，我姑

---

① 垤：音 dié，小土丘。
② 潦：音 lǎo，雨水。
③ 萃：聚也，此指人材特殊。
④ 极言：尽力主张，尽情说出。
⑤ 芳：花草的香气。
⑥ 罢：音 pí，同"疲"。杨倞注"弱不任事"。
⑦ 还："绕"也。
⑧ 党：偏私。
⑨ 施：斜行。
⑩ 埶：音 shì，同"势"。
⑪ 卷耳：野菜名。
⑫ 嗟我怀人：嗟，叹息；怀人，此指丈夫。
⑬ 周行：指大路。
⑭ 陟彼崔嵬：陟，音 zhì，登高；崔嵬，有石的土山。
⑮ 虺隤：音 huītuí，疲病。
⑯ 金罍：罍，音 léi，金罍，金的酒杯。

酌彼兕觥①，维以不永伤。陟彼砠②矣，我马瘏③矣，我仆痡④矣，云何盱⑤矣。

3-23 《周易·师·上六》

大君⑥有命，开国承家，小人勿用。

3-24 《礼记·大学》

《楚书》曰："楚人无以为宝⑦，惟善以为宝⑧。"

3-25 《国语·楚语下》

国家将败，必用奸人，而嗜其疾味⑨。

3-26 《尚书·商书·说命上》

官不及私昵⑩，惟其能。爵罔⑪及恶德，惟其贤。

3-27 《韩诗外传》

故无常安之国，无恒治之民，得贤则昌，失贤则亡，自古及今，未有不然⑫者也。

3-28 《韩诗外传》卷四第四章

哀公问取人，孔子曰："无取健⑬，无取佞⑭，无取口谗⑮。"

3-29 《韩诗外传》卷五第十八章

故同明⑯相见，同音相闻，同志⑰相从，非贤者莫能用贤。故辅弼

---

① 兕觥：兕，音 sì；觥，音 góng，用兽角做的酒杯。
② 砠：音 jū，覆盖有泥土的石山。
③ 瘏：音 yīn，马病不能跑。
④ 痡：音 pū，疲困。
⑤ 盱：音 xū，睁开眼向上看。
⑥ 大君：天子。
⑦ 无以为宝：无以玉为宝贵。
⑧ 惟善以为宝：只把善良的人当宝贝。
⑨ 疾味：指可以致病的美味。比喻邪恶的行为。
⑩ 昵：同"暱"，亲近。
⑪ 罔：音 wǎng，不。
⑫ 不然：不这样。
⑬ 健：音 xiàn，通"羡"，贪欲。
⑭ 佞：巧言谄媚之人。
⑮ 口谗：浮夸荒诞的话。
⑯ 明：贤明。
⑰ 同志：志向相同。

第三章 选贤任能

左右，所任使者，有存亡之机，得失之要也，可无慎乎？

3-30《潜夫论·潜叹》

众好之①必察焉，众恶之②必察焉。

3-31《孟子·梁惠王下》

国君进贤，如不得已，将使卑逾③尊，疏逾戚，可不慎与？左右皆曰贤，未可也；诸大夫皆曰贤，未可也；国人皆曰贤，然后察之，见贤焉，然后用之。左右皆曰不可，勿听；诸大夫皆曰不可，勿听；国人皆曰不可，然后察之，见不可焉，然后去之。左右皆曰可杀，勿听；诸大夫皆曰可杀，勿听；国人皆曰可杀，然后察之，见可杀焉，然后杀之。故曰国人杀之也。如此，然后可以为民父母。

3-32《抱朴子·广譬》

君子之升腾④也，则推贤而散禄⑤；庸人之得志也，则矜贵⑥而忽士。

3-33《列子·力命》

以德分人，谓之圣人；以财分人，谓之贤人；以贤临⑦人，未有得人者也；以贤下人者，未有不得人者也。

3-34《新唐书·魏征列传》

去邪勿疑，任贤勿猜⑧。

3-35《尚书·虞书·大禹谟》

任贤勿贰⑨，去邪勿疑。

3-36《淮南子·人间训》

贤主不苟⑩得，忠臣不苟利。

---

① 好之：认为他好。
② 恶之：认为他恶。
③ 逾：越过，超过。
④ 升腾：飞腾上升。
⑤ 禄：官吏的俸给。
⑥ 矜贵：自高尊贵。
⑦ 临：居上视下。
⑧ 猜：怀疑。
⑨ 贰：怀疑，不信任。
⑩ 苟：随便。

3-37《吕氏春秋·季冬纪·士节》

贤主劳于求人而佚①于治事。

3-38《列子·说符》

故自奋②则人莫之告③。人莫之告，则孤而无辅矣。贤者任人，故年老而不衰④，智尽而不乱。故治国之难，在于知贤，而不在自贤。

3-39《孟子·公孙丑上》

孟子曰："尊贤使能，俊桀⑤在位，则天下之士⑥，皆悦而愿立于其朝矣。"

3-40《荀子·君子》

故尊圣者王，贵贤者霸，敬贤者存，慢⑦贤者亡，古今一也。

3-41《唐鉴·太宗上》

为官择人，不可造次⑧。用一君子，则君子皆至；用一小人，则小人竞⑨进矣……养稂莠者害嘉谷，赦有罪者贼良民。

3-42《说苑·政理》

夫举贤者，百福之宗⑩也，而神明⑪之主也。

3-43《新书·道术》

举贤则民化⑫善，使能则官职治⑬。

第三章　选贤任能

----

① 佚：通"逸"，安乐，舒闲。
② 自奋：自以为在人之上。
③ 人莫之告：没有人告诉他，即无人为他出谋献策。
④ 衰：减退。
⑤ 俊桀：才德之异于众者。
⑥ 士：指稍高于庶人的一个阶层。
⑦ 慢：轻视，对人无礼貌。
⑧ 造次：仓卒。
⑨ 竞：角逐。
⑩ 宗：根本。
⑪ 神明：即神祇。
⑫ 化：产生。
⑬ 治：有序，严整。

3-44《尚书·虞书·皋陶谟》

知人则哲①，能官②人。安民则惠③，黎民怀之。

3-45《管子·小称》

天下者，无常④乱，无常治。不善人在则乱，善人在则治，在于既⑤善所以感之也。

3-46《荀子·王制》

君人⑥者欲安，则莫若平⑦政爱民矣；欲荣，则莫若隆⑧礼敬士矣；欲立功名，则莫若尚⑨贤使能矣。

3-47《鹖冠子·近迭》

择人而用之⑩者王，用人而择之⑪者亡。

3-48《潜夫论·实贡》

国以贤兴以谄衰，君以忠安以忌⑫危。

3-49《荀子·君子》

尚贤使能，则主尊下安；贵贱有等，则令行而不流⑬。

3-50《淮南子·主术训》

所任者得其人，则国家治，上下和，群臣亲，百姓附⑭；所任非其人，则国家危，上下乖⑮，群臣怨，百姓乱。故一举而不当，终身伤。

---

① 哲：明哲，明智。
② 官：任用。
③ 惠：仁爱。
④ 常：永久的。
⑤ 既："尽"也。
⑥ 君人：指皇帝或国君。
⑦ 平：公正。
⑧ 隆：尊崇。
⑨ 尚：尊崇，崇尚。
⑩ 择人而用之：先择而后用。
⑪ 用人而择之：先用而后择。
⑫ 忌：嫉妒。
⑬ 流：移动不定。
⑭ 附：归附。
⑮ 乖：不顺，不和谐。

3-51《墨子·尚贤中》

故古者圣王之为政，列①德而尚贤，虽在农与工肆②之人，有能则举之，高予之爵，重予之禄，任之以事，断③予之令，曰爵位不高则民弗敬，蓄禄不厚则民不信，政令不断则民不畏。举三者授之贤者，非为贤赐也，欲其事之成。故当是时，以德就列，以官服事，以劳殿④赏，量功而分禄。故官无常贵，而民无终贱。有能则举之，无能则下之。举公义，辟⑤私怨，此若言之谓也。

3-52《新论·求辅》

维针艾方药者，已⑥病之具也，非良医不能以愈人。材⑦能德行者，治国之器也，非明君不能以立功。医无针药，可作为求买，以行术伎，不须必自有也。君无材德，可选任明⑧辅，不待必躬⑨能也。由是察焉，则材能德行，国之针药也。

3-53《墨子·尚贤中》

若苟贤者不至⑩乎王公大人之侧，则此不肖⑪者在左右也。不肖者在左右，则其所誉不当⑫贤，而所罚不当暴。

3-54《孟子·公孙丑下》

故将大有为之君，必有所不召之臣，欲有谋焉则就之⑬，其尊德乐道，不如是，不足与有为也。

3-55《韩诗外传》

故有道以御⑭之，身虽无能也，必使能者为己用也；无道以御之，

① 列：位次。
② 肆：集市贸易场所。
③ 断："治"也。
④ 殿：置于后。
⑤ 辟：除。
⑥ 已：治愈疾病。
⑦ 材：才能。
⑧ 明：聪明。
⑨ 躬：自己。
⑩ 至：到，来到。
⑪ 不肖：不正派。
⑫ 当：相当于"是"。
⑬ 就之：到大臣那里去（同他商量）。
⑭ 御：治理，统治。

彼虽多能，犹将无益于存亡①矣。

3-56《新唐书·魏征列传》

不能知人，害霸②也；知而不能用，害霸也；用而不能任，害霸也；任而不能信，害霸也；既信而又使小人参之，害霸也。

3-57《墨子·尚贤上》

故士者，所以为辅相承嗣③也。故得士则谋不困④，体不劳，名立而功业彰而恶不生，则由得士也。

3-58《礼记·礼运》

大道之行也，天下为公，选贤与能，讲信修睦。故人不独亲其亲⑤，不独子其子⑥，使老有所终，壮有所用，幼有所长，矜寡⑦孤独废疾⑧者皆有所养，男有分⑨，女有归⑩。货恶其弃于地也，不必藏于己，力恶其不出于身也，不必为己。是故谋闭⑪而不兴，盗窃乱贼而不作，故外户⑫而不闭，是谓大同⑬。

3-59《礼记·文王世子》

设四辅⑭，及三公⑮，不必备⑯，惟其人。言使能也。

3-60《墨子·尚贤中》

贤者之治国也，蚤朝晏退⑰，听狱治政，是以国家治而刑法正。贤

---

① 存亡：复词偏义，义偏于"存"。
② 害霸：妨害霸业。
③ 辅相承嗣：辅相，助、佐；承嗣，孙诒让认为"即丞司，丞司者，官之偏贰"。
④ 困：艰难。
⑤ 亲其亲：以其亲为亲。
⑥ 子其子：以其子为子。
⑦ 矜寡：鳏寡。
⑧ 废疾：指精神不健全或肢体残废。
⑨ 分：孔颖达注"分，犹职也"。
⑩ 归：女嫁为归。
⑪ 闭：停止，结束。
⑫ 外户：以外面关闭的单扇门。
⑬ 大同：即太平盛世。
⑭ 四辅：官名。相传古代天子身边的四个辅佐。
⑮ 三公：辅助国君掌握军政大权的最高官员。
⑯ 不必备：郑玄注"得能则用之，无则已，不必其官也，小人处其位，不如且阙"。
⑰ 蚤朝晏退：蚤，通"早"；晏，晚、迟。

者之长①官也，夜寝夙兴②，收敛关市山林泽梁③之利，以实官府，是以官府实而财不散。贤者之治邑④也，蚤出莫⑤入，耕稼树艺⑥聚菽粟，是以菽粟多而民足乎食。故国家治则刑法正，官府实则万民富。上有以洁⑦为酒醴粢⑧盛以祭祀天鬼，外有以为皮币与四邻诸侯交接。内有以食饥息劳将养其万民，外有以怀天下之贤人。

3-61 《墨子·尚贤中》

故古者圣王，甚尊尚贤而任使能，不党⑨父兄，不偏贵富，不嬖颜色⑩。贤者举而上之，富而贵之，以为官长；不肖者抑而废之，贫而贱之，以为徒役⑪。是以民皆劝⑫其赏，畏其罚，相率⑬而为贤者。以贤者众而不肖者寡，此谓进贤。然后圣人听其言，迹⑭其行，察其所能而慎予官，此谓事⑮能。故可使治国者使治国，可使长官⑯者使长官，可使治邑者使治邑。凡所使治国家官府邑里，此皆国之贤者也。

3-62 《墨子·尚贤中》

何以知尚贤之为政本也？曰："自贵且智者为政乎愚且贱者则治，自愚贱者为政乎贵且智者则乱，是以尚贤之为政本也。"

3-63 《战国策·韩策三》

夫孪子⑰之相似者，唯其母知之而已；利害之相似者，唯智者知之

---

① 长：主管，执掌。
② 夜寝夙兴：夙，音 sù，早；夜寝夙兴，晚睡早起。
③ 关市山林泽梁：关市，人员物资聚集之地；山林，山与林木；泽梁，在沼泽河流中拦水捕鱼的设备。
④ 邑：古代称国为邑。
⑤ 莫：通"暮"。
⑥ 树艺：艺，种植，树艺即"艺树"。
⑦ 洁：清洁，洁净。
⑧ 粢：音，zǐ，通"齐"，酒。
⑨ 党：偏袒。
⑩ 不嬖颜色：嬖，音 bì，宠爱，宠幸；颜色，容貌，多指妇女的容貌。
⑪ 徒役：指服劳役的人。
⑫ 劝：努力。
⑬ 相率：相，交互；率，勉励。
⑭ 迹：考核，推究。
⑮ 事：任用。
⑯ 长官：为首领，做长官。
⑰ 孪子：指双胞胎。

而已。

3-64《战国策·赵策二》

贤者任重而行恭①，知②者功大而辞顺。

3-65《新唐书·魏征列传》

天下之事，有善有恶，任善人则国安，任恶人则国乱。

3-66《春秋繁露·精华》

以所任贤③，谓之主尊国安；所任非其人，谓之主卑国危，万世必然，无所疑也。

3-67《春秋繁露·精华》

任非其人而国家不倾④者，自古至今，未尝闻也。

3-68《史记·日者列传》

故骐骥⑤不能与罢⑥驴为驷⑦，而凤凰不与燕雀⑧为群，而贤者亦不与不肖者同列。

3-69《荀子·正论》

图⑨德而定次，量能而授官。

3-70《庄子·徐无鬼》

狗不以善吠⑩为良，人不以善言为贤。

3-71《墨子·尚贤下》

王公大人有一罢马不能治，必索良医；有一危⑪弓不能张，必索良工。

---

① 恭：端正。
② 知：同"智"。
③ 以所任贤：所任用者为贤人。
④ 倾：倾覆。
⑤ 骐骥：良马。
⑥ 罢：音 pí，疲困。
⑦ 驷：驾。
⑧ 燕雀：燕和雀皆为小鸟。比喻不足轻重的小人物。
⑨ 图：计议，谋划；一本作"决"。
⑩ 吠：狗叫。
⑪ 危：绷得紧，强劲。

3-72《新书·道术》

英俊①在位则主尊，羽翼②胜任则民显。

3-73《荀子·致士》

夫言用贤者口也，却③贤者行也。口行相反，而欲贤者之至，不肖者之退也，不亦难乎？

3-74《墨子·尚贤上》

众贤④之术将奈何哉？子墨子言曰："譬若欲众其国之善射御之士者，必将富之贵之，敬之誉之，然后国之善射御之士，将可得而众也。况又有贤良之士，厚乎德行，辩⑤乎言谈，博乎道术者乎！此固国家之珍而社稷之佐也，亦必且富之贵之，敬之誉之，然后国之良士亦将可得而众⑥也。"

3-75《荀子·哀公篇》

所谓贤人者，行中规绳⑦而不伤于本⑧，言足法于天下而不伤于身，富有天下而无怨⑨财，布施天下而不病⑩贫，如此则可谓贤人矣。

3-76《荀子·哀公》

所谓大圣者，知通乎大道⑪，应变而不穷，辨乎万物之情性者也。

3-77《说苑·建本》

骐骥虽疾，不遇伯乐⑫，不致千里；干将⑬虽利，非人力不能自断焉。

第三章　选贤任能

---

① 英俊：指才智杰出的人物。
② 羽翼：辅佐。
③ 却：推辞，拒绝。
④ 众贤：众，通"渊"，渊，水流会合处。此借指人才会合处。
⑤ 辩：巧言，善言辞。
⑥ 众："多"也。
⑦ 中规绳：中，恰好合上；规绳，规矩准绳。
⑧ 本：杨倞注"本亦身也"。
⑨ 怨：杨倞注"怨，读为'蕴'，言虽富有天下，而无蕴畜私财也"。
⑩ 病：忧患。
⑪ 大道：大道理。
⑫ 伯乐：春秋时善相马者。
⑬ 干将：古之良剑。

3–78 《礼记·礼器》

是故昔先王尚①有德，尊有道，任有能，举贤而置②之，聚众而誓③之。

3–79 《孟子·梁惠王下》

孟子见齐宣王曰："所谓故国者，非谓有乔木之谓也，有世臣之谓也。王无亲臣矣，昔者所进，今日不知其亡④也。"王曰："吾何以识其不才而舍之?"曰："国君进贤，如不得已，将使卑逾尊，疏逾戚，可不慎与!"

3–80 《史记·司马相如列传》

盖世必有非常之人，然后有非常之事。有非常之事，然后有非常之功。非常者，固常人之所异⑤也。

3–81 《孟子·公孙丑上》

孟子曰："仁则荣，不仁则辱。今恶辱而居不仁⑥，是犹恶湿而居下也。如恶之，莫如贵德而尊士，贤者在位，能者在职；国家闲暇⑦，及是时，明其政刑⑧。虽大国，必畏之矣。"

3–82 《战国策·秦策三》

有功者不得不赏，有能者不得不官⑨；劳⑩大者其禄厚，功多者其爵尊，能治⑪众者其官大。故不能者不敢⑫当其职焉，能者亦不得蔽隐。

3–83 《抱朴子·务正》

投⑬其所长，则事无废功；避其所短，则世无弃材矣。

---

① 尚：尊崇，崇尚。
② 置：安置。
③ 誓：接受爵命。
④ 亡：离位去国。
⑤ 固常人之所异：固，本来；常人之所异，不同于平常人之处。
⑥ 居不仁：所行所为均是不仁之事。
⑦ 国家闲暇：指国无内外之乱。
⑧ 刑："法"也。
⑨ 官：做官。
⑩ 劳：功劳。
⑪ 治：治理。
⑫ 不敢：岂敢。
⑬ 投：通"取"。

3-84 《淮南子·氾论训》

今志①人之所短，而忘人之所修②，而求得其贤乎天下，则难矣。

3-85 《汉书·成帝纪》

古之选贤，傅纳③以言，明试以功。故官无废事，下无逸民④，教化流行，风雨和时，百谷用⑤成，众庶乐业，咸以康宁。

3-86 《春秋繁露·必仁且智》

故不仁不智而有材能，将以其材能以⑥辅其邪狂⑦之心，而赞其僻违⑧之行，适足以大其非而甚其恶⑨耳。

3-87 《史记·货殖列传》

富无经业⑩，则货无常主，能者辐凑⑪，不肖者瓦解。

3-88 《韩诗外传》

故无常安之国，无恒⑫治之民，得贤者昌，失贤者亡，自古及今，未有不然者⑬也。

3-89 《周易·鼎·九四》

鼎折足，覆公铼⑭。

《春秋繁露·精华》："夫鼎折足者，任非其人也。覆公铼者，国家倾也。"

---

① 志：通"誌"，"记"也。
② 修："长"也。
③ 傅纳：傅，读如"敷"，敷，陈也；傅纳，使陈述意见而加以采纳。
④ 逸民：指避世隐居的人。
⑤ 用：以，因此。
⑥ 以：为衍文，当删。
⑦ 邪狂：疑为"邪枉"，枉，邪曲，不正直。
⑧ 赞其僻违：赞，辅佐，帮助；僻违，乖邪，违反常理。
⑨ 甚其恶：其恶没有比这更甚的。
⑩ 经业：经常业务。
⑪ 辐凑：车辐集中于轴心。比喻人或物集于一处。
⑫ 恒：长久，固定不变。
⑬ 未有不然者：没有不是这样的。
⑭ 公铼：铼，音 sù，鼎中食物；公铼，指帝王诸侯祭祀或宴会所享用的食物。如大臣不能胜任叫足折铼覆。

3-90《礼记·大学》

见贤而不能举①，举而不能先，命也。见不善而不能退，退而不能远，过②也。

3-91《孟子·告子下》

士无世官③，官事无摄，取士必得④。

3-92《礼记·儒行》

儒有内称⑤不辟亲，外举不辟怨。程功积事⑥，推贤而进达之，不望其报，君得其志。苟利国家，不求富贵，其举贤援能有如此者。

3-93《孟子·告子下》

有诸内必形诸外。

《孟子·离娄上》："存⑦乎人者，莫良于眸子⑧，眸子不能掩其恶，胸中正则眸子瞭⑨焉，胸中不正则眸子眊⑩焉。听其言也，观其眸子，人焉廋⑪哉！"

3-94《礼记·王制》

司马辨论官材⑫，论进士之贤者，以告于王，而定其论。论定，然后官之⑬；任官，然后爵之；位定，然后禄之。大夫废其事，终身不仕⑭，死以士礼葬之。

3-95《淮南子·说林训》

马先驯而后求良，人先信⑮而后求能。

---

① 举：推举，任用。
② 过：宽纵。
③ 世官：世代相袭之官。
④ 得：此指"得贤""得人"之谓。
⑤ 称："举"也，举，推荐。
⑥ 程公积事：程，考核；积，功业。
⑦ 存："察"也。
⑧ 眸子：眸，音 móu；眸子，目瞳子。
⑨ 瞭：音 liǎo，"明"也。
⑩ 眊：音 mào，目不明的样子。
⑪ 廋：音 sōu，"匿"也。
⑫ 材：通"才"。
⑬ 官之：给官他做。
⑭ 仕：做官。
⑮ 信：诚实。

3-96《淮南子·泰族训》

故国之所以存者，非以①有法也，以有贤人也。其所（以）亡者，非以无法也，以无贤人也。

3-97《荀子·君道》

尚贤使能则民知方②，纂论③公察则民不疑；赏克④罚偷则民不怠，兼听齐明⑤则天下归之。

3-98《荀子·王制》

尚贤使能而等⑥位不遗⑦，析⑧愿禁悍⑨而刑罚不过。

3-99《韩非子·说疑》

内举不避亲，外举不避仇。是⑩在焉，从而举之；非在焉，从而罚之。

3-100《邓析子·转辞》

明者不以其短，疾⑪人之长；不以其掘，病⑫人之工⑬。

3-101《列子·力命》

以贤临人，未有得人者也；以贤下⑭人者，未有不得人者也。

3-102《孔丛子·对魏王》

贤愚共贯⑮，则能士匿谋；真伪相错⑯，则正士结舌⑰。

第三章 选贤任能

————————

① 以：因为。
② 方：法度，准则。
③ 纂论：集议。
④ 克：胜任。
⑤ 齐明：无所不明。
⑥ 等：指下次序。
⑦ 不遗：即各当其才。
⑧ 析：分开异同。
⑨ 悍：凶悍。
⑩ 是：对，正确。
⑪ 疾：嫉妒。
⑫ 病：恨，怨恨。
⑬ 工：精巧。
⑭ 下：谦让，谦恭。
⑮ 贤愚共贯：贯，钱串。贤愚共贯，即贤愚串在一起。
⑯ 错：相互交错。
⑰ 结舌：不敢说话。

3-103《抱朴子·广譬》

迎而许之者，未若鉴①其事而试其用；逆而距之者，未若听其言而课②其实。

3-104《诗·小雅·南山有台》

南山有台③，北山有莱④。乐只君子，邦家之基。乐只君子，万寿无期。南山有桑，北山有杨。乐只君子，邦家之光。乐只君子，万寿无疆。南山有杞，北山有李。乐只君子，民之父母。乐只君子，德音不已。南山有栲⑤，北山有杻⑥。乐只君子，遐不眉寿。乐只君子，德音是茂。南山有枸⑦，北山有楰⑧。乐只君子，遐不黄耇⑨。乐只君子，保艾尔后。

3-105《吕氏春秋·似顺论·处方）

百里奚处乎⑩虞而虞亡，处乎秦而秦霸⑪；向挚处乎商而商灭，处乎周而周王⑫。

3-106《国语·楚语上》

庄王使士亹⑬傅太子箴⑭，辞曰："臣不才，无能益焉。"王曰："赖子之善善之⑮也。"对曰："夫善在太子，太子欲善，善人将至；若

---

① 鉴："察"也。
② 课：考核。
③ 台：草名，即莎草。
④ 莱：草名，即藜，可吃。
⑤ 栲：音 kǎo，即栲树。
⑥ 杻：音 niǔ，树名。
⑦ 枸：音 gōu，即枳。
⑧ 楰：音 yú，木名，即鼠梓。
⑨ 耇：同"耇"，音 gǒu，老年斑。
⑩ 乎：同"于"。下各"乎"字同。
⑪ 霸：称霸。
⑫ 王：称王。
⑬ 士亹：亹，音 wěi，士亹，楚国大夫。
⑭ 傅太子箴：傅，教导；箴，楚太子名。
⑮ 子之善善之：凭您的善良，使他变善良。

不欲善，善则不用①。故尧有丹朱②，舜有商均③，启有五观④，汤有太甲⑤，文王有管蔡⑥，是五王者，皆有元德⑦也，而有奸子。夫岂不欲其善，不能故也。若民烦⑧，可教训，蛮夷戎狄，其不宾⑨也不久矣，中国所不能用也。"王卒使傅之。

3-107 《韩非子·定法》

斩首者⑩令为医匠，则痊⑪不成而病不已。夫匠者，手巧也；而医者，齐药也⑫；而以斩首之功为之，则不当其能。今治⑬官者，知⑭能也；今斩首者，勇力之所加也。以勇力之所加，而治智能之官，是以斩首之功为医匠也。

3-108 《史记·匈奴列传》

尧虽贤，兴事业不成，得禹而九州宁。且欲兴圣统，唯在择任将相哉。

3-109 《荀子·成相》

世之灾，妒贤能，飞廉知政任恶来⑮。卑其志意，大其园囿⑯高其台⑰。武王怒，师牧⑱野，纣卒易乡启乃下，武王善之，封之于宋立其祖。

---

① 不用：不为所用。
② 丹朱：朱，尧的儿子，封于丹，故名丹朱，傲慢荒淫。
③ 商均：均，舜的儿子，封于商，故名商均。书载：有昏德，不堪帝事。
④ 启有五观：启，夏禹的儿子；五观，启的儿子。
⑤ 太甲：商汤的孙子，不遵循汤的法度，被放逐到桐地。
⑥ 管蔡：即管叔鲜和蔡叔度，文王之子，武王之弟。
⑦ 元德：大德。
⑧ 烦：乱。
⑨ 宾：服。
⑩ 斩首者：即刀斧手。
⑪ 痊：音 zhì，阻碍。
⑫ 齐：即剂，调配。
⑬ 治：治理。
⑭ 知：同"智"。
⑮ 飞廉知政任恶来：飞廉，人名，殷纣之臣；知，掌管；任，任用；恶来，飞廉之子。
⑯ 园囿：养有花木鸟兽之地。
⑰ 台：古代中央官署名。
⑱ 牧：城邑的远郊。

第三章 选贤任能

3-110《史记·鲁周公世家》

周公戒伯禽曰："我文王之子，武王之弟，成王之叔父，我于天下亦不贱矣。然我一沐三捉发①，一饭三吐哺②，起以待士，犹恐失天下之贤人。子之鲁，慎无以国骄人。"

3-111《荀子·儒效》

造父者，天下之善御者也，无舆马③则无所见其能。羿者，天下之善射者也，无弓矢则无所见其巧。大儒者，善调一天下④者也，无百里之地，则无所见其功。

3-112《汉书·高帝纪下》

夫运筹帷幄⑤之中，决胜千里之外，吾不如子房；填⑥国家，抚⑦百姓，给饷馈⑧，不绝粮道，吾不如萧何；连⑨百万之众，战必胜，攻必取，吾不如韩信。三者皆人杰，吾能用之，此吾所以取天下者也。项羽有一范增而不能用，此所以为我禽⑩也。

3-113《韩诗外传》

纣杀王子比干，箕子被⑪发佯狂。陈灵公杀泄冶，邓元去⑫陈以族从。自此以后，殷并于周，陈亡于楚，以其杀比干、泄冶而失箕子、邓元也。燕昭王得郭隗，而邹衍、乐毅以⑬齐魏至，于是兴兵而攻齐，栖⑭闵王于莒⑮。燕度地计众，不与齐均也。然所以信意至于此者，由

---

① 捉发：手持头发。
② 吐哺：吐出口中食物。相传周公热心接待客人，甚至一沐三握发，一饭三吐哺，停下来招呼客人。后指殷勤待士的心情。
③ 舆马：舆，音 yú，舆马，车马。
④ 善调一天下：调，协调；一，全，满。
⑤ 帷幄：军中的帐幕。
⑥ 填：通"镇"，镇，"安"也。
⑦ 抚：扶持，保护。
⑧ 饷馈：军粮。
⑨ 连：联合。
⑩ 禽：捉拿，现作"擒"。
⑪ 被：通"披"。
⑫ 去：离开。
⑬ 以：自，从。
⑭ 栖：搁置。
⑮ 莒：音 jǔ，古邑名。

得士也。

3-114《战国策·楚策四》

汤、武以百里昌，桀、纣以天下亡。

3-115《吕氏春秋·开春论·察贤》

善①者必胜，立功名亦然，要②在得贤。魏文侯师卜子夏，友田子方，礼段干木，国治身逸。天下之贤主，岂必苦形愁虑哉？执其要而已矣。

3-116《尚书·周书·武成》

一戎衣③，天下大定。乃反商政，政由旧④。释箕子囚，封比干墓⑤，式商容间⑥。散鹿台⑦之财，发钜桥⑧之粟，大赉⑨于四海，而万姓悦服。

《淮南子·道应训》："昔武王伐纣，破之牧野，乃封比干之墓，表⑩商容之间，柴⑪箕子之门，朝成汤之庙，发钜桥之粟，散鹿台之钱。"

3-117《论语·泰伯》

舜有臣五人而天下治。武王曰："予有乱臣⑫十人。"孔子曰："才难，不其然乎？唐虞之际，于斯为盛，有妇人焉⑬九人而已。"

---

① 善：正确。

② 要：关键，纲要。下"要"字同。

③ 一戎衣：一，一次；戎衣，战服，盔甲之类；一戎衣，只穿一次战服。

④ 政由旧：指商先王早期之善政。

⑤ 封比干墓：封，培土。封比干墓，在比干墓上培土，表示对贤人的尊重。

⑥ 式商容间：式，同"轼"，车前之横木，乘者站立，可扶式俯身，以表敬意；商容，殷之贤人；间，里巷。

⑦ 鹿台：古台名，上有纣王府库。

⑧ 钜桥：商代粮仓所在地。

⑨ 赉：音 lài，赐予。

⑩ 表：濒临。

⑪ 柴：用木围护四周，以示保护。

⑫ 乱臣：乱，"治"也；乱臣，即治臣。

⑬ 有妇人焉：指十人之中还有一个是妇人，所以实际上只有九人。

3-118《孟子·告子下》

孟子曰："舜发于畎亩①之中，傅说举于版筑②之间，胶鬲举于鱼盐之中③，管夷吾举于士④，孙叔敖举于海，百里奚举于市。"

3-119《尚书·周书·泰誓中》

受有亿兆夷人⑤，离心离德，予有乱臣⑥十人，同心同德，虽有周亲⑦，不如仁人。

3-120《吕氏春秋·孟春纪·贵公》

桓公行公去私恶⑧，用管子而为五伯长⑨；行私阿⑩所爱，用竖刀而虫出于户⑪。

3-121《吕氏春秋·慎行论·察传》

齐桓公闻管子于鲍叔，楚庄闻孙叔敖于沈尹筮，审⑫之也，故国霸诸侯⑬也。吴王闻越王勾践于太宰嚭，智伯闻赵襄子于张武，不审也，故国亡身死也。

3-122《吕氏春秋·不苟论·赞能》

得十良马，不若得一伯乐；得十良剑，不若得一欧冶⑭；得地千里，不若得一圣人。舜得皋陶而舜受⑮之，汤得伊尹而有夏民，文王得吕望而服殷商⑯。

---

① 畎亩：畎，音 quǎn，田地中间的沟；畎亩，田间。
② 版筑：筑墙之版。此借指筑墙之人。
③ 鱼盐之中：指鱼盐贩子之中。
④ 士：为狱官之长。
⑤ 夷人：见识平庸之人。
⑥ 乱臣：治乱之臣，即治世贤臣。
⑦ 周亲：至亲，此指至亲之臣。
⑧ 去私恶：不记他人过失。
⑨ 五伯长：五伯，即五霸；长，"上"也。
⑩ 阿：徇私，偏袒。
⑪ 虫出于户：其死后五子争立，无人主丧，六十日乃殡，尸体生虫而出于门外。
⑫ 审：慎重。
⑬ 霸诸侯：称霸诸侯。
⑭ 欧冶：善于造剑的工匠。
⑮ 受："用"也。
⑯ 服殷商：殷纣之民服从文王之德也。

3−123 《韩非子·问田》

楚不用吴起而削①乱，秦行商君而富强。

3−124 《荀子·君子》

成王之于周公也，无所往而不听，知所贵也。桓公之于管仲也，国事无所往而不用，知所利也。吴有伍子胥而不能用，国至于亡，倍②道失贤也。

3−125 《孔丛子·陈士义》

知人则喆③，帝尧所病，四凶④在朝，鲧任无功。

3−126 《韩非子·难四》

楚庄举孙叔而霸，商辛用费仲而灭。

3−127 《论语·卫灵公》

子曰："众恶之，必察⑤焉；众好之⑥，必察焉。"

3−128 《淮南子·主术训》

有大略⑦者，不可责⑧以捷巧；有小知⑨者，不可任以大功。

3−129 《孟子·离娄下》

汤执中，立贤无方⑩。

3−130 《尚书·商书·太甲下》

一人元良⑪，万邦以贞⑫。

3−131 《慎子·威德》

以⑬能受事，以事受利⑭。

---

① 削：距王畿三百里以内大夫的采地名称。
② 倍：违背，背叛；现作"背"。
③ 喆：同"哲"，明智。
④ 四凶：古代四个凶人，指不服从舜控制的四个部族的首领。
⑤ 察：考察。
⑥ 好之：认为他好。
⑦ 略：谋略，智略。
⑧ 责：要求。
⑨ 知：同"智"。
⑩ 无方：方，"常"也，无方，即无常。
⑪ 一人元良：一，臣下对天子的尊称；元，大；良，善。
⑫ 贞：正。
⑬ 以：按照。
⑭ 利：此指俸禄。

3-132《淮南子·说林训》

一家失熛①，百家皆烧。谗夫阴谋，百姓暴骸。

3-133《论语·述而》

子路曰："子行三军则谁与②？"子曰："暴虎冯河③，死而无悔者，吾不与也。必也临事而惧，好谋而成者也。"

3-134《邓析子·无厚》

负重涂④远者，身疲而无功；在上离民者，虽劳而不治，故智者量涂而后负，明君视民而出政。

3-135《尹文子·大道上》

独行⑤之贤不足以成化，独能之事不足以周务⑥，出群之辩不可为户说⑦，绝众之勇不可与征阵。

3-136《鹖冠子·道端》

夫寒温之变，非一精⑧之所化⑨也；天下之事，非一人之所能独知也；海水广大，非独仰⑩一川之流也。是以明主之治世也，急于求人，弗独为也。

3-137《淮南子·缪称训》

两心⑪不可得一人，一心可得百人。

---

① 失熛：熛，音 biāo，火星迸飞；失熛，即俗谓之失火。
② 与：动词，偕同的意思。
③ 暴虎冯河：暴虎，徒手搏虎。冯，音 píng，冯河，徒足涉河。
④ 涂：同"途"。
⑤ 独行：志节高尚，不随俗浮沉。
⑥ 务：事，事情。
⑦ 户说：挨户进行宣传告谕。
⑧ 精：真气，指宇宙间的一种灵气。
⑨ 化：变化。
⑩ 仰：依赖，借助。
⑪ 两心：指心不专一，俗谓之三心二意。

第四章　重　本

4-1《孟子·滕文公上》

民事，不可缓①也。

4-2《史记·匈奴列传》

地②者，国之本也。

4-3《文选·籍田赋》

正其末者端③其本，善其后者慎其先。

4-4《荀子·君道》

原④清则流清，原浊则流浊。

4-5《荀子·大略》

欲近四旁，莫如中央。

4-6《墨子·修身》

本不固者末必几⑤。

4-7《淮南子·缪称训》

根浅则末短，本⑥伤则枝枯。

4-8《韩诗外传》

根浅则枝叶短，本绝⑦则枝叶枯。

---

① 缓：怠慢。
② 地：疆土。
③ 端：正。
④ 原：原，同"源"，水流起头的地方。
⑤ 几：危险。
⑥ 本：草木之根。
⑦ 绝：断绝。

4-9《小学钩沈·劝学》

人无贵贱，道在则尊。

4-10《淮南子·览冥训》

乞火不若取燧①，寄②汲不若凿井。

4-11《春秋·左僖十四年传》

皮之不存，毛将安傅③？

4-12《春秋繁露·二端》

贵微④重始，慎终推效⑤。

4-13《说苑·建本》

夫本不正者末必倚⑥，始不盛者终必衰。

4-14《抱朴子·循本》

欲致其高，必丰⑦其本；欲茂其末，必深其柢⑧。

4-15《抱朴子·守塉》

故君子欲正其末，必端其本；欲辍⑨其流，则遏⑩其源。

4-16《老子》

故贵以贱为本，高以下为基，是以侯王自谓孤寡不谷⑪，此非以贱
为本邪？

4-17《韩诗外传》

臣闻食其食者，不毁其器，阴⑫其树者，不折其枝。

---

① 燧：古代取火器材。
② 寄：借。
③ 傅：通"附"。
④ 微：通"尾"。
⑤ 效：功效。
⑥ 倚：侧，偏斜。
⑦ 丰：增大，扩大。
⑧ 柢：树的主根。喻指事物的本源或基础。
⑨ 辍：音 chuò，止，停止。
⑩ 遏：阻止。
⑪ 不谷：谷，"善"也；不谷，即不善。
⑫ 阴：通"荫"，此为纳荫。

4 –18《旧唐书·魏征列传》

求木之长者，必固其根本；欲流之远者，必浚①其泉源，思国之安者，必积其德义。

4 –19《淮南子·说林训》

故末不可强于本，指不可大于臂。下轻上重，其覆②必易。

4 –20《国语·楚语上》

民，天③之生也，知天④，必知民矣。

4 –21《尚书·夏书·五子之歌》

民惟邦本，本固邦宁。

4 –22《淮南子·氾论训》

治国有常⑤，而利民为本；政教有经⑥，而令行为上。

4 –23《孟子·尽心下》

孟子曰："民为贵，社稷⑦次之，君为轻。"

4 –24《尚书·商书·汤誓》

彰⑧信兆民。

4 –25《尚书·周书·泰誓上》

民之所欲，天必从之。

4 –26《老子》

圣人无常心，以百姓心为心。

4 –27《大戴礼·保傅》

得民心者民从⑨之，有贤佐者士归⑩之。

第四章　重本

---

① 浚：疏浚。
② 覆：颠覆。
③ 天：上天。
④ 天：天道。
⑤ 常：常规，常法。
⑥ 经：义理，法则。
⑦ 社稷：本为土谷之神，此借指国家。
⑧ 彰：显明，昭明。
⑨ 从：听从，依顺。
⑩ 归：归附。

4-28《淮南子·主术训》

食者，民之本也；民者，国之本也。

4-29《潜夫论·救边》

国以民为基，贵以贱为本。

4-30《礼记·坊记》

君子贵人而贱己，先人而后己，则民作让①。

4-31《申鉴·政体》

足寒伤心，民寒伤国。

4-32《礼记·大学》

民之所好②好之，民之所恶③恶之，此之谓民之父母。

4-33《潜夫论·正列》

《鲁史书》曰："国将兴，听于民；将亡，听于神。"

4-34《荀子·议兵》

士民不亲附④，则汤武不能以必胜也。

4-35《汉书·文帝纪》

昔先王远施不求其报，望祀⑤不祈⑥其福，右贤左戚⑦，先民后己，至明之极也。

4-36《荀子·富国》

足国之道，节用裕民而善藏其余。节用以礼，裕民以政⑧。彼裕民，故多余，裕民则民富，民富则田肥以易⑨，田肥以易则出实⑩百倍。上以法取焉，而下以礼节用之。余若丘山，不时焚烧，无所藏之。

---

① 作让：作，兴起；让，把好处让予别人。
② 好：音 hào，喜欢，下"好"字同。
③ 恶：音 wù，厌恶，下"恶"字同。
④ 亲附：亲近，接近；附，亲近。
⑤ 望祀：遥望而祝祭。
⑥ 祈：向上天或神明求福。
⑦ 戚：亲近，亲密。
⑧ 政：政策，政令。
⑨ 易：治，治理。
⑩ 实：果实。

4-37 《淮南子·诠言训》

为治之本，务在于安民；安民之本，在于足用；足用之本，在于勿夺时；勿夺时之本，在于省事；省事之本，在于节欲；节欲之本，在于反性；反性之本，在于去载①；去载则虚，虚则平。平者，道之素②也。虚者，道之舍也。

4-38 《淮南子·泰族训》

故为治之本，务在宁民；宁民之本，在于足用；足用之本，在于勿夺③时；勿夺时之本，在于省事；省事之本，在于节用；节用之本，在于反性。未有能摇其本而静末，浊其源而清其流者也。

4-39 《礼记·中庸》

子曰："舜其大知④也与，舜好问而好察迩言⑤，隐恶而扬善，执其两端⑥，用其中于民，其斯以为舜乎。"

4-40 《礼记·王制》

凡居民，量地以制邑，度地以居民，地邑民居，必参相得⑦也。无旷土，无游民，食节事时，民咸安其居，乐事劝功，尊君亲上，然后兴学。

4-41 《春秋繁露·为人者天》

君者，民之心也。民者，君之体也。

4-42 《礼记·缁衣》

子曰："民以君为心，君以民为体。心在则体舒，心肃⑧则容敬。心好之，身必安之，君好之，民必欲之。心以体全，亦以体伤，君以民存，亦以民亡。"

4-43 《孟子·离娄上》

孟子曰："桀、纣之失天下也，失其民也。失其民者，失其心也。

---

① 去载：抛弃外面的文饰。
② 素：本色。
③ 夺：失误。
④ 知：同"智"。
⑤ 迩言：浅近之言。
⑥ 两端：指对中庸之道太过和不及的两个方面。
⑦ 相得：相合。
⑧ 肃：庄重。

第四章 重本

得天下有道：得其民，斯得天下矣。得其民有道：得其心，斯得民矣。得其心有道：所欲与之聚之①，所恶勿施尔②也。"

4-44《春秋繁露·尧舜不擅移汤武不专杀》

且天之生民，非为王也；而天立王，以为民也。故其德足以安乐民者，天予之；其恶足以贼害民者，天夺之。

4-45《战国策·宋卫策》

卫嗣君时，胥靡③逃之魏，卫赎之百金，不与。乃请以左氏④。郡臣谏曰："以百金之地，赎一胥靡，无乃不可乎？"君曰："治无小，乱无大⑤。教化喻于民，三百⑥之城，足以为治；民无廉耻，虽有十左氏，将何以用之？"

4-46《汉书·食货志上》

民者，在上所以牧⑦之，趋利如水走下，四方无择⑧也。

4-47《孟子·尽心上》

古之人，得志，泽加⑨于民，不得志，修身见⑩于世。穷则独善其身，达则兼善天下。

4-48《孟子·尽心上》

孟子曰："待文王而后兴⑪者，凡民也。若夫豪杰之士，虽无文王犹兴。"

4-49《国语·鲁语上》

且夫君也者，将牧民而正⑫其邪者也。若君纵私回⑬而弃民事，民

---

① 与之聚之：与，"为"也；与之聚之，即为民聚积之。
② 尔：你。
③ 胥靡：为有罪之人。
④ 左氏：卫国的城池。
⑤ 治无小，乱无大：大、小，均指国家。
⑥ 百：乃"里"字之讹。
⑦ 牧：主管，统治。
⑧ 择：挑选。
⑨ 泽加：泽，恩泽，恩惠；加，施及，施加。
⑩ 见：音义同"现"。
⑪ 兴：朱熹说，兴者，感动奋发之意。
⑫ 正：纠正，匡正。
⑬ 回："邪"也。

旁有慝①，无由省②之，益邪多矣。若以邪临民，陷而不振③，用善不肯专，则不能使，至于殄灭④，而莫之恤也，将安用之？

4-50 《韩诗外传》

六马不和，造父不能以致远；弓矢不调，羿不能以中微⑤；士民不亲附，汤武不能以战胜。

4-51 《韩诗外传》

善御者不忘其马，善射者不忘其弓，善为上⑥者不忘其下。

4-52 《韩诗外传》

齐桓公问于管仲曰："王者何贵⑦？"曰："贵天。"桓公仰而视天。管仲曰："所谓天者，非苍莽⑧之天也，王者以百姓为天。百姓与之则安，辅之则强，非之则危，倍⑨之则亡。"

4-53 《礼记·坊记》

子云："有国家者，贵人而贱禄，则民兴让⑩；尚⑪技而贱车，则民兴艺。"

4-54 《尚书·周书·泰誓中》

天视自⑫我民视，天听自我民听。

4-55 《墨子·非乐上》

民有三患⑬：饥者不得食，寒者不得衣，劳者不得息。三者，民之巨患也。

---

① 慝："恶"也。
② 省："察"也。
③ 陷而不振：陷，"坠"也；振，"救"也。
④ 殄灭：殄，音 tiǎn，殄灭，灭绝，消灭。
⑤ 微：微小（的目标）。
⑥ 上、下：此指地位等级的高低。
⑦ 何贵：认为什么最重要。
⑧ 苍莽：空阔无边貌。
⑨ 倍：违背，背叛。
⑩ 让：礼让，谦让。
⑪ 尚：尊崇，崇尚。
⑫ 自："从"也。全句意为顺民心者得天意。
⑬ 患：忧虑，担忧。

4-56《文选·藉田赋》

高以下为基，民以食为天。

4-57《汉书·景帝纪》

农事伤，则饥之本也；女红①害，则寒之原也。夫饥寒并至，而能亡②为非者寡矣。

4-58《论语·颜渊》

百姓足，君孰与③不足？百姓不足，君孰与足？

4-59《吕氏春秋·士容论·上农》

民舍本而事末则好智④，好智则多诈，多诈则巧法令。以是为非以非为是，后稷⑤曰："所以务耕织者，以为本教也。"

4-60《吕氏春秋·士容论·上农》

民农⑥则其产复⑦，其产复则重徙⑧。重徙则死其处⑨，而无二虑。

4-61《吕氏春秋·士容论·上农》

民舍本而事末则不令⑩，不令则不可以守，不可以战。

4-62《吕氏春秋·士容论·上农》

民舍本而事末则其产约⑪。其产约则轻迁徙，轻迁徙，则国家有患，皆有远志⑫，无有居心。

4-63《吕氏春秋·士容论·上农》

苟非同姓，农不出御⑬，女不外嫁，以安农也。

---

① 女红：红，通"功"，女红，即"女功"。
② 亡：通"无"。
③ 孰与：何如，两者相比，择其一。
④ 好智："智者术之原也"，好智，谓好用心术。
⑤ 后稷：周的先祖。相传他的母亲曾欲弃之不养，故名弃。
⑥ 民农：指从事农业生产的人。
⑦ 复："盛"也。
⑧ 重徙：慎重迁徙。
⑨ 处："居"也。
⑩ 令："善"也。
⑪ 约："少"也。
⑫ 远志：离去的意念。
⑬ 出御：御，御妻也。出御，意为不接他乡之女为妻。

4 –64《汉书·文帝纪》

农，天下之本，务莫大焉①。今厪②身从事，而有租税之赋，是谓本末者无以异也，其于劝农之道未备，其除田之租税。

4 –65《汉书·文帝纪》

农，天下之大本也，民所恃③以生也。而民，或不务本而事末，故生不遂④。

4 –66《汉书·景帝纪》

农，天下之本也。黄金珠玉，饥不可食，寒不可衣，以为币⑤用，不识其终始。

4 –67《淮南子·齐俗训》

是故其耕不强者，无以养生⑥；其织不力者，无以掩形⑦。

4 –68《汉书·食货志》

财者，圣人所以聚人守位，养成群生，奉顺天德，治国安民之本也。

4 –69《淮南子·泰族训》

故心者，身之本也；身者，国之本也，未有得己而失人者也，未有失己而得人者也。

4 –70《诗·国风·定之方中》

定之方中⑧，作于楚宫；揆⑨之以日，作于楚室；树⑩之榛栗，椅桐梓漆⑪，爰伐琴瑟。

① 务莫大焉：务，职业；大，超过一般。没有那种职业比这更重要。
② 厪：音 qīn，古"勤"字。
③ 恃：音 shì，依赖，倚杖。
④ 遂：延续。
⑤ 币：音 bì，货币。
⑥ 养生：供养生命。
⑦ 掩形：遮掩形体。即无衣服穿。
⑧ 定之方中：定，北方主管营造房子的星宿；方中，正中天时。
⑨ 揆：察看。
⑩ 树：种植。
⑪ 榛、栗、梓、桐、漆：均为树名。

4–71《诗·大雅·绵》

绵绵瓜瓞①，民之初生，自土沮漆②。古公亶父③，陶复陶穴④，未有家室。古公亶父，来朝走马⑤，率西水浒，至于岐下。爰及姜女⑥，聿来胥宇。周原膴膴⑦，堇荼⑧如饴，爰始爰谋，爰契⑨我龟。曰止曰时，筑室于兹。

4–72《诗·大雅·灵台》

经始⑩灵台，经之营⑪之。庶民攻之⑫，不日成之。经始勿亟，庶民子来。王在灵囿，麀鹿攸伏⑬。麀鹿濯濯，白鸟翯翯⑭。王在灵沼，于牣⑮鱼跃。

4–73《诗·大雅·生民》

厥初生民，时维姜嫄⑯。生民如何？克禋克祀⑰，以弗⑱无子。履帝武敏歆⑲，攸介攸止，载震载夙⑳，载生载育，时维后稷。诞弥厥月㉑，

---

① 绵绵瓜瓞：绵绵，接连不断的样子；瓞，音 dié，小瓜。
② 自土沮漆：自土，居住；沮漆，二水名。
③ 古公亶父：文王的祖父。
④ 陶复陶穴：居住在泥土的洞穴里。
⑤ 走马：周之先人为避狄人之难，骑马逃走。
⑥ 爰及姜女：爰，音 yuán，助词；姜女，大王的妃子。
⑦ 膴膴：音 wú，土地肥美。
⑧ 堇荼：两种苦菜。
⑨ 契：开也。
⑩ 经始：计划开始。
⑪ 营："造"也。
⑫ 攻之：用力造台。
⑬ 麀鹿攸伏：麀鹿，母鹿；攸伏，安静住着。
⑭ 翯翯：音 hè，羽毛白净。
⑮ 于牣：于，说话的口气；牣，音 rèn，"满"也。
⑯ 姜嫄：高辛氏的妃子。
⑰ 克禋克祀：克，"能"也；禋，音 yín，禋，请神享用；祀，古代祭祀。
⑱ 弗：祓，除去。
⑲ 履帝武敏歆：履，脚踏着；帝，高辛氏之帝；武，足迹；敏，"疾"也；歆，神享受祭品的香气。
⑳ 载震载夙：震，"娠"也，小孩在肚子里活动；夙，安静。
㉑ 诞弥厥月：诞，语气词；弥厥月，言怀孕满十月。

先生如达①。不坼不副②，无菑无害，以赫厥灵。上帝不宁③，不康禋祀，居然生子。

4－74《诗·周颂·载见》

载见辟王，曰求厥章④。龙旂阳阳⑤，和铃央央。鞗革有鸧⑥，休⑦有烈光。率见昭考⑧，以孝以享。以介眉寿，永言保之，思皇多祜⑨。烈文辟公，绥以多福，俾缉熙于纯嘏。

4－75《尚书·周书·酒诰》

古人有言曰："人无于水监⑩，当于民监。"今惟殷坠厥命，我其不可大监抚于时⑪。

4－76《汉书·食货志上》

夫寒之于衣，不待轻煖⑫；饥之于食，不待甘旨⑬；饥寒至身，不顾廉耻。

4－77《史记·滑稽列传》

豹曰："民可以乐成⑭，不可与虑⑮始。今父老子弟虽患苦我，然百岁后，期令父老子孙思我言"。

4－78《汉书·文帝纪》

孝悌⑯，天下之大顺也；力田⑰，为生之本也；三老⑱，众民之师

---

① 达：通"羍"，羍，"羊生子"也，言其生产之易。
② 不坼不副：坼，副，均为破裂；不坼不副，言生产之易，产门未破裂。
③ 不宁：不，语助词，无义；不宁，"宁"也，即安宁，下"不康"同。
④ 章：此指法律制度。
⑤ 旂阳阳：旂，同"旗"；阳阳，鲜明。
⑥ 鞗革有鸧：鞗革，皮革的马笼头；鸧，音 cāng，装饰华丽。
⑦ 休："美"也。
⑧ 昭考：此指周武王。
⑨ 祜：音 hù，福气。下"嘏"，音 gǔ，字同。
⑩ 监：同"鉴"，镜子，此作照，察看。下"监"字同。
⑪ 我其不可大监抚于时：其，岂；抚，览；监抚，亦察看；时，是，此。
⑫ 不待轻煖：师古注"以御风寒，不求靡丽"。
⑬ 甘旨："甘美"也。
⑭ 成：成就。
⑮ 虑：计划。
⑯ 孝悌：亦作"孝弟"。孝顺父母，敬爱兄长。
⑰ 力田：努力耕田。
⑱ 三老：汉置县三老、郡三老，帮助县令、丞、尉推行政令。

也；廉吏，民之表也。

4-79《国语·越语上》

古之贤君，不患①其众之不足也，而患其志行之少耻②也。

4-80《汉书·食货志》

士农工商，四民有业。学以居位曰士，辟③土殖谷曰农，作巧成器曰工，通财鬻④货曰商。圣人量能授事，四民陈力⑤授职，故朝亡⑥废官，邑亡敖民⑦，地亡旷土⑧。

4-81《孟子·梁惠王下》

臣始至于境，问国之大禁，然后敢入。臣闻郊关之内⑨有囿⑩方四十里，杀其麋鹿者如杀人之罪。则是方四十里为阱⑪于国中，民以为大，不亦宜乎？

4-82《论语·颜渊》

君子敬而无失⑫，与人恭⑬而有礼，四海之内，皆兄弟也。君子何患⑭乎无兄弟也？

4-83《吕氏春秋·仲春纪·功名》

大寒既至，民暖是利⑮；大热在上，民清是走⑯。是故民无常处⑰，见利之聚，无之去⑱。欲为天子，民之所走，不可不察。

---

① 患：忧虑。
② 少耻："谓进不念功，临难苟免"。
③ 辟：音 pì，垦地。
④ 鬻：音 yù，卖。
⑤ 陈力：施展才力。
⑥ 亡：音 wú，通"无"。
⑦ 敖民：游民。
⑧ 旷土：不耕种的荒地。
⑨ 郊关之内：指国都郊外。
⑩ 囿：音 yòu，本为养动物的园子，此指猎场。
⑪ 阱：音 jǐng，陷坑。
⑫ 敬而无失：敬，严肃认真；无失，无过失。
⑬ 恭：恭敬。
⑭ 患：担忧。
⑮ 利："和"也。
⑯ 民清是走：清，"凉"也；走，"归"也。
⑰ 处："居"也。
⑱ 去："移"也。

4-84《淮南子·主术训》

是非之所在，不可以贵贱尊卑论也。

4-85《鬼谷子·符言》

目贵明，耳贵聪，心贵智①。以天下之目视者，则无不见；以天下之耳听者，则无不闻；以天下之心虑者，则无不知。

4-86《吕氏春秋·孟夏纪·周众》

天下无粹②白之狐，而有粹白之裘③，取之众白也。夫取于众，此三皇五帝④之所以大立功名也。

4-87《淮南子·主术训》

夫七尺之桡⑤，而制船之左右⑥者，以水为资⑦；天子发号，令行禁止，以众为势⑧也。

4-88《春秋·左襄十年传》

众怒难犯，专欲难成。专欲无成，犯众兴祸。

4-89《韩诗外传》

水渊深广，则龙鱼生之；山林茂盛，则禽兽归之。

4-90《论语·卫灵公》

子贡问为仁，子曰："工欲善其事，必先利其器。居是邦也，事其大夫之贤者，友其士⑨之仁者。"

4-91《汉书·成帝纪》

儒林⑩之官，四海渊原⑪，宜皆明于古今，温⑫故知新，通达国体，

第四章 重本

---

① 智：机智，谋略。
② 粹："纯"也。
③ 裘：皮衣。
④ 三皇五帝：三皇，伏羲、神农、女娲。五帝，黄帝、帝喾、颛顼、帝尧、帝舜。
⑤ 桡：船桨。
⑥ 制船之左右：控制船运行方向。
⑦ 资：凭借。
⑧ 势：权势。
⑨ 士：此指位低于大夫的官员。
⑩ 儒林：儒者之群。
⑪ 渊原：即渊源。
⑫ 温：师古注"厚也，谓厚积于故事也"。

故谓之博士。否则学者无述①焉，为下所轻，非所以尊道德也。工欲善其事，必先利其器。

4–92《战国策·赵策四》

覆巢毁卵，而凤凰不翔；刳胎焚夭②，而麒麟不至。

4–93《国语·晋语一》

伐木不自其本③，必复生；塞水不自其源，必复流；灭祸不自其基④，必复乱。

4–94《淮南子·氾论训》

夫人之情莫不有所短，诚其大略⑤是也，虽有小过，不足以为累；若其大略非也，虽有闾里⑥之行，未足大举。

4–95《荀子·解蔽》

心者，形之君也，而神明之主也，出令而无所受令。自禁也，自使也，自夺⑦也，自取也，自行也，自止也。故口可劫⑧而使墨⑨云，形可劫而使诎申⑩，心不可劫而使易意⑪，是之则受，非之则辞。

4–96《荀子·不苟》

夫诚者，君子之所守⑫也，而政事之本也，唯所居⑬以其类至。

4–97《抱朴子·博喻》

西施有所恶⑭而不能减其美者，美多也。嫫母⑮有所善而不能救其丑者，丑笃也。

---

① 述：阐述前成说。
② 刳胎焚夭：刳，音 kū，从中间破开再挖空；胎，腹中未出者；夭，胎已出者。
③ 本：草木之根。
④ 基：根基，根本。
⑤ 诚其大略：诚，实；略，行。
⑥ 闾里：乡里，泛指民间。
⑦ 夺：裁定，做决定。
⑧ 劫：威逼。
⑨ 墨：通"默"，不说话。
⑩ 诎申：诎，弯曲，同"屈"；申，同"伸"。
⑪ 易意：改变主意。
⑫ 守：职责，职守。
⑬ 居：地位。
⑭ 恶：丑陋。
⑮ 嫫母：嫫，音 mó，嫫母，古代传说中的丑妇。

4-98《抱朴子·博喻》

刚柔有不易之质，贞桡①有天然之性，是以百炼而南金②不亏其真，危困而烈士不失其正。

4-99《庄子·庚桑楚》

夫函车之兽③，介④而离山，则不免于罔罟⑤苦之患；吞舟之鱼，砀⑥而失水，则蚁能苦之。

4-100《荀子·正论》

羿、蜂门⑦者，天下之善射者也，不能以拨弓曲矢中；王梁造父者，天下之善驭者也，不能以辟⑧马毁舆致远。

4-101《吕氏春秋·季春纪·尽数》

凡食无强厚，味无以烈味重酒，是以谓之疾首。食能以时，身必无灾。凡食之道，无饥无饱，是之谓五脏之葆⑨。口必甘味，和精端⑩容，将⑪之以神气。百节虞欢，咸进受气。饮必小咽，端直无戾。今世上卜筮祷祠，故疾病愈来。譬之若射者，射而不中，反修于招⑫，何益于中？夫以汤止沸，沸愈不止，去其火则止矣。故巫医毒药，逐出治之，故古之人贱之也，为其末也。

4-102《淮南子·泰族训》

食⑬其口而百节肥，灌其本⑭而枝叶美，天地之性也。天地之生物也有本末⑮，其养物也有先后。人之于治也，岂得无终始哉？

---

① 贞桡：贞，坚定不移；桡，屈服。
② 南金：本为南方出产的铜。在此比喻南方优秀杰出人才。
③ 函车之兽：函，同"含"，即包函；函车之兽，形容兽之口大可含车。
④ 介：独，孤单。
⑤ 罔罟：網的通称。
⑥ 砀：荡溢。
⑦ 蜂门：蜂，音 fēng，蜂门，人名，从羿学射。
⑧ 辟：屏除。
⑨ 葆："安"也。
⑩ 端："正"也。
⑪ 将："养"也。
⑫ 招：靶子。
⑬ 食：音义同"饲"，即饲养。
⑭ 本：指草木之根。
⑮ 本末：在此含有主、次之义；下"先后"同。

4-103《淮南子·泰族训》

禽兽之性，大者为首，而小者为尾，末大于本则折①，尾大于要②则不掉③矣。

4-104《淮南子·诠言训》

羽翼美者伤骨骸，枝叶美者害根茎。

4-105《韩非子·解老》

智士俭用其财则家富，圣人爱宝④其神则精盛。

4-106《荀子·解蔽》

心不使⑤焉，则白黑在前而目不见，雷鼓在侧而耳不闻，况于使者⑥乎！

4-107《荀子·哀公问》

言不务多，务审⑦其所谓；行不务多，务审其所由。

4-108《淮南子·俶真训》

夫鉴⑧明者，尘垢弗能薶⑨；神清者，嗜欲弗能乱。

4-109《吕氏春秋·季夏纪·音初》

土弊⑩则草木不长，水烦⑪则鱼鳖不大。

4-110《说苑·佚文辑补》

然木虽蠹⑫，无疾风不折；墙虽隙⑬，无大雨不坏。

---

① 末大于本则折：本、末，即前之首、尾；折，犹"败"也。
② 要：即"腰"。
③ 掉："转"也。
④ 宝：珍惜。
⑤ 使："用"也，意为心不专。
⑥ 使者："将命者"。
⑦ 审：考察，研究。
⑧ 鉴：镜子。
⑨ 薶：音 wō，沾污。
⑩ 弊：坏，劣。
⑪ 烦：频繁搅动。
⑫ 蠹：蛀蚀。
⑬ 隙：有空隙，裂缝。

4－111《孟子·公孙丑上》

夫志，气之帅也；气，体之充也。夫志至焉，气次焉①；故曰持②其志，无暴③其气。

4－112《淮南子·说林训》

百星之明，不如一月之光；十牖毕开④，不若一户⑤之明。

4－113《春秋繁露·奉本》

夫至明者其照无疆⑥，至晦者其暗无疆。

4－114《淮南子·说林训》

曹氏之裂布⑦，蚝⑧者贵之，然非夏后氏之璜⑨。

4－115《孟子·梁惠王下》

乐民之乐者，民亦乐其乐；忧民之忧者，民亦忧其忧。

---

① 夫志至焉，气次焉："志之所至，气即随之而止。"次，止歇。
② 持："守"也。
③ 暴："乱"也。
④ 十牖毕开：十个窗户都打开。牖，窗户。
⑤ 户：门，门户。
⑥ 无疆：无边。
⑦ 裂布：余布。
⑧ 蚝：音 qiū，蟛蜞病。
⑨ 璜：音 huáng，半壁形的玉。

第五章　立身处世

5-1《周易·乾·象传》

天行健①，君子以自强不息。

5-2《周易·乾·九三》

君子终日乾乾②，夕惕若③，厉④，无咎⑤。

5-3《礼记·哀公问》

君子也者，人之成名也。

5-4《论语·颜渊》

君子以文会友，以友辅仁⑥。

5-5《礼记·中庸》

子曰："愚而好自用⑦，贱而好自专⑧，生乎今之世，反乎古之道，如此者，灾及其身者也。"

5-6《论语·尧曰》

子曰："不知命，无以为君子也；不知礼，无以立也；不知言⑨，无以知人也。"

---

① 健：不倦。

② 乾乾：自强不息的样子。

③ 夕惕若：形容戒慎恐惧，不敢怠慢。

④ 厉：勉励。

⑤ 咎：音 jiù，过失。

⑥ 辅仁：辅佐、帮助培养仁德。

⑦ 自用：只凭自己主观意图行事。

⑧ 自专：独断专行。

⑨ 知言：善于分析别人的言语，辨别其是非善恶。

5-7《论语·为政》

君子周而不比①，小人比而不周。

5-8《孟子·尽心下》

君子之守②，修其身而天下平。

5-9《韩诗外传》

君子之闻道，入之于耳，藏之于心，察之以仁，守之以信，行之以义，出之以逊③，故人无不虚心而听也。小人之闻道，入之于耳，出之于口，苟言而已，譬如饱食而呕之，其不惟肌肤无益，而于志亦戾④矣。

5-10《礼记·表记》

故君子之接⑤如水，小人之接如醴；君子淡以成，小人甘以坏。

5-11《墨子·非攻中》

君子不镜于水而镜于人⑥，镜于水，见面之容；镜于人，则知吉与凶。

5-12《荀子·修身》

君子贫穷而志广⑦，富贵而体恭⑧，安燕⑨而血气不惰，劳倦而容貌不枯，怒不过夺，喜不过予。

5-13《礼记·中庸》

故君子之道，本诸身，征诸庶民……，是故君子动而世⑩为天下道⑪，行而世为天下法，言而世为天下则，远之则有望⑫，近之则不厌。

---

① 周而不比：周，以道义来团结人；比，以暂时共同利害互相勾结。
② 守：操守，节操。
③ 逊：恭顺，谦抑。
④ 戾：违背。
⑤ 接：交往。
⑥ 镜于水而镜于人：镜于水，以水为镜子；镜于人，以人为镜子。
⑦ 广："大"也。
⑧ 恭：端正。
⑨ 安燕：安闲宴乐。燕，饮宴。
⑩ 世："身"也；下各"世"字同。
⑪ 道：通"导"，先导，疏导。
⑫ 望：仰望，敬仰。

5-14《荀子·非十二子》

君子能为①可贵，而不能使人必贵己；能为可信，而不能使人必信己；能为可用，而不能使人必用己。故君子耻不修②，不耻见③污；耻不信，不耻不见信；耻不能，不耻不见用。是以不诱于誉④，不恐于诽，率道而行，端然正己，不为物倾侧：夫是之谓诚君子。

5-15《孟子·离娄下》

孟子曰："君子深造之以道，欲其自得之也；自得之，则居之安；居之安，则资⑤之深；资之深，则取之左右逢其原；故君子欲其自得之也。"

5-16《论语·学而》

贫而无谄⑥，富而无骄。

5-17《论语·宪问》

仁者不忧，知⑦者不惑，勇者不惧。

5-18《荀子·宥坐》

居不隐者思不远，身不佚⑧者志不广。

5-19《战国策·秦策三》

多功而不矜⑨，贵富不骄怠。

5-20《论语·为政》

知之为知之，不知为不知，是知⑩也。

5-21《论语·颜渊》

子曰："君子成人之美，不成人之恶，小人反是。"

---

① 为：变为，成为。
② 修："善"也。
③ 见："被"也。
④ 不诱于誉：不为荣誉引诱。
⑤ 资：积蓄。
⑥ 谄：巴结奉承。
⑦ 知：通"智"。
⑧ 佚：音yì，隐遁。
⑨ 矜：音qín，骄傲，自负。
⑩ 知："智"也，即聪明智慧。

5-22《礼记·表记》

故君子问①人之寒则衣之，问人之饥则食②之，称人之美则爵③之。

5-23《论语·子张》

子贡曰："君子之过也，如日月之食④焉，过也人皆见之，更⑤也人皆仰之。"

5-24《论语·尧曰》

君子惠而不费，劳而不怨，欲⑥而不贪，泰⑦而不骄，威而不猛。

5-25《孟子·尽心上》

夫君子所过者化⑧，所存者神，上下与天地同流⑨，岂曰小补之哉。

5-26《论语·季氏》

孔子曰："君子有三戒，少之时，血气未定，戒之在色；及其壮也，血气方刚，戒之在斗；及其老也，血气既衰，戒之在得⑩。"

5-27《礼记·中庸》

正己⑪而不求于人，则无怨。上不怨天，下不尤⑫人。

5-28《礼记·中庸》

在上位，不陵⑬下；在下位，不援⑭上。

5-29《尚书·商书·仲虺之诰》

能自得师者王，谓人莫己若者亡，好问则裕，自用⑮则小。

---

① 问：考察。
② 食：音义同"饲"。
③ 称人之美则爵之：称，衡量，揣度；美，"善"也；爵之，给他官做。
④ 日月之食：食，通"蚀"；日月之食，即日蚀、月蚀，人人可见。
⑤ 更：改过。
⑥ 欲：此指欲仁欲义。"欲仁义者为廉，欲财色者为贪"。
⑦ 泰：康宁，安适。
⑧ 所过者化：所过者，所经过之处；化，感化。
⑨ 同流：本指二水合流，在此比喻同类。
⑩ 得：贪得，包括名誉、地位、财货。
⑪ 正己：端正自己的品行。
⑫ 尤：怨恨。
⑬ 陵：欺凌。
⑭ 援：攀援，高攀。
⑮ 自用：自以为是，恃自己的聪明才能行事。

5-30《礼记·儒行》

儒有博学而不穷①，笃行②而不倦，幽居而不淫，上通③而不困。

5-31《礼记·儒行》

儒有席上之珍④以待聘，夙夜⑤强学以待问，怀忠信以待举，力行⑥
以待取，其自立有如此者。

5-32《论语·学而》

曾子曰："吾日三省⑦吾身，为人谋而不忠乎，与朋友交而不信⑧
乎，传⑨不习乎。"

5-33《论语·卫灵公》

子曰："君子求⑩诸己，小人求诸人。"

5-34《春秋繁露·实性》

正⑪朝夕者视此辰，正嫌疑者视圣人。

5-35《礼记·文王世子》

是故知为人子，然后可以为人父；知为人臣，然后可以为人君；知
事⑫人，然后能使⑬人。

5-36《战国策·齐策四》

晚食以当肉⑭，安步⑮以当车，无罪以当贵，清静贞⑯正以自虞⑰。

----

① 穷："尽"也。
② 笃行：专心实行。
③ 通："达"也。
④ 珍：珍贵之人。
⑤ 夙夜：早晚，朝夕。
⑥ 力行：尽力进行。
⑦ 省：音 xǐng，自我检查，反省。
⑧ 信："诚"也。
⑨ 传：老师的传授。
⑩ 求：要求。
⑪ 正："定"也，考定。
⑫ 事：侍奉。
⑬ 使："用"也。
⑭ 晚食以当肉：晚食，迟食；知饥而食，胜于食肉。
⑮ 安步：慢慢行走。
⑯ 贞："正"也。
⑰ 虞："乐"也。

5-37 《论语·卫灵公》

放郑声①，远佞人②。

5-38 《礼记·大学》

所谓修身在正其心者，身有所忿懥③，则不得其正；有所恐惧，则不得其正；有所好乐，则不得其正；有所忧患，则不得其正。心不在焉，视而不见，听而不闻，食而不知其味，此谓修身在正其心。

5-39 《孟子·公孙丑上》

无恻隐之心，非人也；无羞恶之心，非人也；无辞让之心，非人也；无是非之心，非人也。恻隐之心，人之端④也；羞恶之心，义之端也；辞让之心，礼之端也；是非之心，智之端也。人之有是四端也，犹其有四体也。

5-40 《论语·述而》

子曰："自行束修⑤以上，吾未尝无诲⑥焉。"

5-41 《淮南子·缪称训》

知己者不怨天，知命者不怨人。

5-42 《孟子·尽心上》

人不可以无耻⑦……。不耻不若人，何若人有？

5-43 《旧唐书·孙思邈传》

胆欲大而心欲小，智欲圆⑧而行欲方⑨。

5-44 《荀子·子道》

君子入则笃行⑩，出则友贤。

---

① 放郑声：放，舍弃，废置；郑声，古代郑地俗乐，多淫荡。
② 佞人：花言巧语；阿谀奉承之人。
③ 忿懥：音 fènzhì，愤怒，怨恨。
④ 人之端：人，通"仁"；端，开头，开始。
⑤ 束修：生活能自理。
⑥ 诲：教诲。
⑦ 耻：羞耻。
⑧ 圆：圆通，灵活。
⑨ 方：方正，正直。
⑩ 笃行：行为惇厚。

5－45《淮南子·诠言训》

君子行正气，小人行邪气。

5－46《韩诗外传》

夫服人之心，高上尊贵，不以骄人；聪明圣知，不以幽人①；勇猛强武，不以侵人；齐给②便捷，不以欺诬人。不能则学，不知则问。虽知必让，然后为知。

5－47《荀子·非十二子》

高上尊贵，不以骄人；聪明圣知，不以穷③人；齐给速通，不争先人；刚毅勇敢，不以伤人。

5－48《论语·公冶长》

子曰："老者安之，朋友信之，少者怀④之。"

5－49《孟子·滕文公上》

死徙无出乡，乡田同井⑤，出入相友，守望⑥相助，疾病相扶持，则百姓亲睦。

5－50《汉书·食货志》

出入相友，守望相助，疾病相救，民是以和睦，而教化齐同⑦，力役⑧生产，可得而平也。

5－51《韩非子·扬权》

故去甚去泰⑨，身乃无害。

5－52《论语·颜渊》

己所不欲，勿施⑩与人。

---

① 幽人：幽，暗，不明；幽人，使人不明。
② 齐给：敏捷。
③ 穷："小"也；小人，认为人小，即看不起人。
④ 怀：怀念，关心。
⑤ 同井：耕作同一井田的各家。
⑥ 守望：守卫瞭望，指防备盗贼或其他意外事故。
⑦ 齐同：齐等，等同。
⑧ 力役：征用民力。
⑨ 去甚去泰：亦作"去泰去甚"，即去其过甚。
⑩ 施：给予。

5－53《论语·公冶长》

我不欲人之加①诸我也，亦欲无加诸人。

5－54《孟子·梁惠王上》

老吾老②，以及人之老；幼吾幼，以及人之幼③。天下可运诸掌。

5－55《孟子·离娄下》

仁者爱人，有礼者敬人，爱人者，人恒④爱之；敬人者，人恒敬之。

5－56《荀子·儒效》

习俗⑤移志⑥，安久移质⑦。

5－57《荀子·不苟》

故新浴者振其衣，新沐⑧者弹其冠，人之情也。

5－58《荀子·修身》

见善，修然⑨必以自存也；见不善，愀然⑩必以自省也。

5－59《老子》第五十二章

塞其兑⑪，闭其门⑫，终身不勤⑬。

5－60《老子》第九章

富贵而骄，自遗其咎。

5－61《论语·子罕》

子曰："后生可畏，焉知来者之不如今也？四十五十而无闻焉，斯亦不足畏也已。"

---

① 加：驾凌，凌辱。
② 老吾老：前一个"老"，理解为尊敬；后一个"老"，指长辈。
③ 幼吾幼：前一个"幼"，可理解为"爱护"；后一个"幼"指小孩，儿女。
④ 恒：常常。
⑤ 习俗：习惯风俗。
⑥ 移志：改变志向。
⑦ 质：此指人的禀性。
⑧ 沐：音 mù，洗头发。
⑨ 修然：整饬貌。
⑩ 愀然：忧愁貌。
⑪ 兑：指眼耳口鼻诸窍。
⑫ 门：此指精神之门。
⑬ 勤：为"瘽"之借，瘽，"病"也。

5-62《论语·阳货》

子曰："饱食终日，无所用心，难矣哉！"

5-63《列子·说符》

察见渊鱼者不祥，智料①隐匿者有殃。

5-64《春秋繁露·仁义法》

自责以备②谓之明，责人以备谓之惑。

5-65《汉书·景帝纪》

人不患其不知，患其为诈也；不患其不勇，患其为暴也；不患其不富，患其亡厌③也。其唯廉士，寡欲易足。

5-66《史记·商君列传》

千人之诺诺④，不如一士之谔谔⑤。

5-67《旧唐书·陈子昂列传》

先谋后事⑥者逸⑦，先事后谋者失。

5-68《管子·白心》

强而骄者损其强，弱而骄者亟⑧死亡。

5-69《淮南子·诠言训》

独任⑨其智，失必多矣。故好智，穷术也。

5-70《荀子·正论》

譬之是犹伛巫跛匡⑩，大⑪自以为有智也。

5-71《淮南子·主术训》

有诸⑫己，不非诸人。无诸己，不求诸人。

---

① 料：预测，揣度。
② 备：完备，尽。
③ 亡厌：亡，通"无"，无厌，即贪得无厌的省称。
④ 诺诺：答应之词。
⑤ 谔谔：直视的样子。
⑥ 事：奉行，从事。
⑦ 逸：闲适，安乐。
⑧ 亟：音qì，速，快。
⑨ 任：凭借。
⑩ 伛巫跛匡：伛，音yǔ，驼背；跛，瘸子；匡，读为"尫"，废疾之人。
⑪ 大：大约。
⑫ 诸："之于"的合音，下各"诸"字同。

5－72《论语·子路》

子曰："南人有言曰：'人而无恒①，不可以作巫②医'。善夫！"

5－73《论语·泰伯》

士不可以不弘毅③，任重而道远。

5－74《论语·卫灵公》

子曰："人无远虑，必有近忧。"

5－75《尚书·周书·秦誓》

人之有技④，若己有之；人之彦圣⑤，其心好之。

5－76《邓析子·转辞》

心欲安静，虑⑥欲深远。心安静则神⑦策生，虑深远则计谋成。

5－77《淮南子·泰族训》

养心莫善⑧于诚。

5－78《抱朴子·广譬》

得⑨人者，先得之于己者也；失人者，先失之于己者也。未有得己而失人，失己而得人者也。

5－79《墨子·修身》

志不强者智不达⑩，言不信者行不果。

5－80《墨子·修身》

行不信者名必耗⑪。

①　无恒：不能持久，三心二意。
②　巫：凭祈祷求神骗取财物的人。
③　弘毅：强毅。
④　技：才能。
⑤　彦圣：彦，贤良之士；圣，明哲之人。
⑥　虑：计议，谋划。
⑦　神：事理玄妙。
⑧　善："大"也。
⑨　得：驾驭，控制；下各"得"字同。
⑩　达：通晓，明白。
⑪　耗：音 hào，义同"耗"，减少，耗损。

5-81《淮南子·诠言训》

矩①不正不可以为方，规②不正不可以为圆。身者，事之规矩③也。未闻枉④己而能正人者也。

5-82《墨子·天志下》

义正⑤者，何若？曰："大不攻小也，强不侮弱也，众不贼寡也，诈不欺愚也，贵不傲贱也，富不骄贫也，壮不夺⑥老也。是以天下之庶国，莫以水火、毒药、兵刃以相害也。若事，上利天，中利鬼，下利人，三利而无所不利，是谓天德。"

……力正者，何若？曰："大则攻小也，强则侮弱也，众则贼寡也，诈则欺愚也，贵则傲贱也，富则骄贫也，壮则夺老也。是以天下之庶国，方以水火、毒药、兵刃以相贼害也。若事，上不利天，中不利鬼，下不利人，三不利而无所利，是谓之贼。"

5-83《韩非子·外储说左下》

夫树⑦橘柚者，食之则甘，嗅之则香；树枳棘⑧者，成而刺人。故君子慎所树。

5-84《列子·说符》

形枉则影曲，形直则影正。

5-85《列子·说符》

身长则影长，身短则影短。

5-86《论语·子路》

其身正⑨，不令⑩而行；其身不正，虽令不从。

---

① 矩：为方之器，相当于今之直角三角尺。
② 规：为圆之器，相当于今之圆规。
③ 规矩：准则。
④ 枉：弯曲，不正直。
⑤ 正：通"征"，征伐；下"正"字同。
⑥ 夺：剥夺。下"夺"字同。
⑦ 树：栽培，培植。
⑧ 枳棘：枳木与棘木，二木皆多刺。
⑨ 正：正直，公正。
⑩ 令：命令。

5-87《礼记·祭义》

强不犯弱，众不暴①寡，此由大学来者也。

5-88《礼记·中庸》

忠恕违②道不远，施诸己而不愿，亦勿施于人。

5-89《礼记·大学》

好人之所恶，恶人之所好，是谓拂③人之性，灾必逮夫身。

5-90《论语·子罕》

子曰："三军④可夺帅也，匹夫不可夺志也。"

5-91《论语·里仁》

子曰："见贤思齐⑤焉，见不贤而内自省也。"

5-92《孟子·尽心上》

仰不愧于天，俯不怍⑥于人。

5-93《孟子·告子下》

生于忧患，而死于安乐也。

5-94《战国策·赵策二》

疑事无功，疑行无名。

5-95《孟子·尽心上》

孟子曰："人不可以无耻⑦，无耻之耻，无耻矣。"孟子曰："耻之于人，大矣，为机变⑧之巧者，无所用耻焉。不耻不若人，何若人有?"

5-96《论语·公冶长》

季文子⑨三思而后行，子闻之，曰："再⑩，斯可矣。"

---

① 暴：欺凌，侵害。
② 违：去，相距。
③ 拂：违逆。
④ 三军：借指军队。
⑤ 齐：看齐。
⑥ 怍：音 zuò，惭愧，羞惭。
⑦ 耻：羞耻。
⑧ 机变：机械变诈。
⑨ 季文子：鲁国大夫季孙行父。
⑩ 再：其下省一"思"字。

5 –97《史记·魏世家》

夫诸侯而骄人则失其国，大夫而骄人则失其家。

5 –98《孟子·梁惠王下》

贼①仁者，谓之贼②；贼义者，谓之残③。残贼之人，谓之一夫④。闻诛一夫纣矣，未闻弑君也。

5 –99《孟子·滕文公上》

成覸⑤谓齐景公曰："彼，丈夫也，我，丈夫也，吾何畏彼哉？"颜渊曰："舜何人也？予何人也？有为者亦若是。"公明仪⑥曰："文王我师也，周公岂欺我哉？"

5 –100《论语·尧曰》

宽则得众，信则民任⑦焉，敏则有功，公则说。

5 –101《礼记·大学》

所谓诚其意⑧者，毋自欺也。如恶恶臭⑨，如好好色⑩，此之谓自谦⑪。故君子必慎其独也。小人闲居为不善，无所不至，见君子而后厌然⑫，掩其不善，而著其善。人之视己，如见其肺肝然，则何益矣。此谓诚于中⑬形于外，故君子必慎其独也。

5 –102《孟子·滕文公下》

居天下之广居，立天下之正位，行天下之大道；得志与民由⑭之，不得志独行其道；富贵不能淫⑮，贫贱不能移，威武不能屈，此之谓大

---

① 贼：破坏。
② 贼：残暴。
③ 残：凶恶的人。
④ 一夫：独夫，指商纣王。
⑤ 成覸，覸音 gàn，成覸，齐之勇臣。
⑥ 公明仪：曾子弟子。
⑦ 信则民任：信，诚实；任，任命，一说此一字为衍文。
⑧ 诚其意：使意念真诚。
⑨ 恶恶臭：厌恶污秽的异味。
⑩ 好好色：喜爱美丽的女子。
⑪ 谦：通"慊"，心安理得的样子。
⑫ 厌然：躲闪的样子。
⑬ 中：心中。
⑭ 由："用"也。
⑮ 淫："乱"也。

丈夫。

5－103《孟子·离娄上》

孟子曰："事①，孰为大？事亲为大；守②，孰为大？守身为大。不失其身而能事其亲者，吾闻之矣；失其身而能事其亲者，吾未之闻也。孰不为事？事亲，事之本也；孰不为守？守身，守之本也。"

5－104《礼记·坊记》

子云："善则称③人，过则称己，则民不争；善则称人，过则称己，则怨益亡。"

5－105《鬼谷子·摩》

谋莫难于周密④，说莫难于悉听，事莫难于必成。

5－106《韩非子·八说》

慈母之于弱⑤子也，爱不可为前⑥。然而弱子有僻行⑦，使之随师；有恶病，使之事医。不随师则陷于刑，不事医则疑⑧于死。

5－107《墨子·兼爱中》

爱人者，人必从而爱之；利人者，人必从而利之；恶⑨人者，人必从而恶之；害人者，人必从而害之。

5－108《文子·下德》

内能治身，外得人心，发号施令，天下从风⑩。

5－109《淮南子·人间训》

知天之所为，知人之所行，则有以任于世矣；知天而不知人，则无以与俗交，知人而不知天，则无以与道游。

---

① 事：侍奉。
② 守：守护自身使不陷于不仁不义。
③ 称："举"也。
④ 周密：周到细密。
⑤ 弱：年少。
⑥ 前："先"也，预先。
⑦ 僻行：邪恶，不端正的行为。
⑧ 疑：通"拟"，比拟。
⑨ 恶：音 wù，讨厌，憎恨。
⑩ 从风：即风从，比喻跟随得迅速。

5-110《荀子·不苟》

见其可欲也，则必前后虑其可恶①也者，见其可利也，则必前后虑其可害也者，而兼权②之，孰计之，然后定其欲恶取舍。如是则常不失陷矣。

5-111《荀子·致士》

得众动天，美意③延年，诚信如神，夸诞④逐魂。

5-112《淮南子·诠言训》

三人同舍，二人相争，争者各自以为直⑤，不能相听，一人虽愚，必从旁而决之，非以智，不争也。两人相斗，一羸⑥在侧，助一人则胜，救一人则免，斗者虽强，必制一羸，非以勇也，以不斗也。

5-113《礼记·曲礼上》

人生十年曰幼，学；二十曰弱，冠；三十曰壮，有室⑦；四十曰强，而仕⑧；五十曰艾⑨，服官政⑩；六十曰耆，指使⑪；七十曰老，而传⑫；八十九十曰耄，七年曰悼；悼与耄虽有罪，不加刑焉；百年曰期，颐⑬。大夫七十而致事。

5-114《礼记·大学》

《汤之盘铭》曰："苟日新⑭，日日新，又日新。"

5-115《韩诗外传》

望人者不至，恃⑮人者不久。君欲治，从身始。人何可恃乎？

---

① 恶："害"也。
② 权：权衡。
③ 美意：善意，好意。
④ 夸诞：夸大。
⑤ 直：正，合乎正义的。
⑥ 羸：衰弱（的人）。
⑦ 有室：有妻室。
⑧ 仕：做官。
⑨ 艾：年老的人。
⑩ 服官政：指大夫一类的官员。
⑪ 指使：指事使人。
⑫ 传：传家事于子辈。
⑬ 颐：养，保养。
⑭ 新：此指品德修养方面的弃旧图新。
⑮ 恃：音 shì，依赖，依仗。

5–116《孟子·尽心上》

知①者无不知也，当务之为急；仁者无不爱也，急亲贤之为务。尧、舜之知，而不偏物，急先务也。尧、舜之仁，不偏爱人，急亲贤也。

5–117《礼记·儒行》

儒有合志同方②，营道③同术；并立则乐，相④下不厌；久不相见，闻流言不信；其行本方⑤，立义同而进，不同而退，其交友有如此者。

5–118《战国策·楚策一》

以财交者，财尽而交绝；以色交者，华落而爱渝⑥。

5–119《国语·晋语四》

欲人之爱己也，必先爱人。欲人之从⑦己也，必先从人。无德于人，而求用于人，罪也。

5–120《文子·自然》

故其见不远者，不可与言大；其知不博者，不可与论至⑧。

5–121《韩非子·八说》

夫沐者有弃发，除⑨者伤血肉，为人见其难，因释其业，是无术之事⑩也。

5–122《淮南子》

淮南子曰："今夫盲者行于道，遇君子则易道⑪，遇小人则陷于沟壑。"

---

① 知：同"智"。
② 同方：意气相同。
③ 营道：研究道艺。
④ 相：视，观察。
⑤ 方：法度，准则。
⑥ 华落而爱渝：华，光彩；渝，改变。
⑦ 从：听从，依顺。
⑧ 至："大"也。
⑨ 除："瘉"也；即病愈。
⑩ 事：通"士"。
⑪ 易道：易于行走。

5-123《孟子·告子下》

夫苟好善，则四海之内皆将轻①千里而来告之以善；夫苟不好善，则人将曰："訑訑②，予既已知之矣。"訑訑之声音颜色距人于千里之外。士止于千里之外，则谗谄面谀之人至矣。与谗谄面谀之人居，国欲治，可得乎？

5-124《礼记·燕义》

上必明正道以道③民，民道之而有功，然后取其什一，故上用足而下不匮④也，是以上下和亲而不相怨也。

5-125《礼记·王制》

瘖、聋、跛、躃⑤、断⑥者、侏儒，百工各以其器食⑦之。

5-126《论语·公冶长》

子曰："始吾于人也，听其言而信其行，今吾于人也，听其言而观其行，于予与⑧改是。"

5-127《礼记·儒行》

儒有居处齐难⑨。其坐起恭敬，言必先信，行必中正⑩；道途不争险易之利，冬夏不争阴阳之和；爱其死以有待也，养其身以有为也。其备豫⑪有如此者。

5-128《韩诗外传》

魏文侯问李克曰："人有恶⑫乎？"李克曰："有。夫贵者，则贱者恶之；富者，则贫者恶之；智者，则愚者恶之。"文侯曰："善。行⑬此

---

① 轻："易"也；言不以千里为难也。
② 訑訑：音 dàn，傲慢自足的样子。
③ 道：引导。
④ 匮："乏"也。
⑤ 躃：瘸腿。
⑥ 断：下肢残折。
⑦ 食：音义同"饲"。
⑧ 予与：予，此指宰予；与，语中助词，无义。
⑨ 齐难：即"齐庄"，齐庄，恭敬。
⑩ 中正：正直。
⑪ 备豫：预备，事先有所准备。
⑫ 恶：音 wù，憎恨，厌恶。
⑬ 行：连续。

三者，使人勿恶，不亦可乎？"李克曰："可。臣闻，贵而下贱，则众弗恶也；富能分贫，则穷士弗恶也；智而敬愚，则童蒙①者弗恶也。"文侯曰："善哉言乎！尧舜其犹病②诸？寡人虽不敏，请守斯语矣！"

5－129《尚书·商书·汤誓》

尔有善，朕弗敢蔽，罪当朕躬③，弗敢自赦，惟简④在上帝之心。其尔⑤万方有罪，在予一人，予一人有罪，无以⑥尔万方。

5－130《荀子·劝学》

肉腐出虫，鱼枯生蠹⑦，怠慢忘⑧身，祸灾乃作。

5－131《史记·孔子世家》

刳胎杀夭⑨则麒麟不至郊，竭泽涸鱼则蛟龙⑩不合阴阳，覆巢毁卵则凤凰不翔，何则？君子讳伤其类也。

5－132《孟子·离娄上》

孟子曰："人之患⑪，在好为人师。"

5－133《春秋繁露·执贽》

故匿病者，不得良医；羞问者，圣人去之，以为远功而进有灾。

5－134《说苑·杂言》

麋鹿成群，虎豹避之；飞鸟成列，鹰鹫⑫不击；众人成聚，圣人不犯。腾蛇⑬游于雾露，乘于风雨而行，非十里不止。然则暮托宿于鳅鳝之穴。所以然者，何也？用心不一也。夫蚯蚓内无筋骨之强，外无爪牙

---

① 童蒙：幼稚，知识未开的儿童。
② 病：毛病，缺点。
③ 躬：身、身体。
④ 简：检阅，考核。
⑤ 其尔：其，如果，假设；尔，句中语气词。
⑥ 以："用"也。
⑦ 蠹：蛀虫。
⑧ 忘：通"亡"。
⑨ 刳胎杀夭：刳，音 kū，剖开；夭，此指稚嫩的动物。
⑩ 蛟龙：有角之龙，龙能兴云布雨，调和阴阳之气。
⑪ 患：祸害。
⑫ 鹫：鹫鸟，即雕。
⑬ 腾蛇：传说指能飞的蛇。

第五章 立身处世

之利，然下饮黄泉，上垦晞土①，所以然者，何也？用心一也。聪者耳闻，明者目见。聪明形②则仁爱著，廉耻分矣。故非其道而行之，虽劳不至；非其有而求之，虽强不得。智者不为非其事，廉者不求非其有，是以远容而名章也。《诗》云："不忮③不求，何用不藏。"此之谓也。

5-135《淮南子·泰族训》

贪者可令进取而不可令守职；廉者可令守分④而不可令进取；信者可令持约⑤而不可令应变。

5-136《淮南子·氾论训》

故达道⑥之人，不苟得，不让福，其有弗弃，非其有弗索，常满而不溢，恒虚⑦而易足。

5-137《论语·述而》

子曰："富而可求也，虽执鞭之士⑧，吾亦为之，如不可求，从吾所好。"

5-138《礼记·曲礼上》

临财毋苟得，临难毋苟免，很⑨毋求胜，分毋求多。

5-139《周易·益·彖文》

君子以见善则迁⑩，有过则改。

5-140《旧唐书·魏征列传》

善善而恶恶，审⑪罚而明赏。

5-141《周易·坤·文言》

积善之家，必有余庆；积不善之家，必有余殃。

---

① 晞土：干土。
② 形：表现，显露。
③ 忮：音 zhì，嫉妒。
④ 守分：安守本分。
⑤ 持约：坚持要约。
⑥ 达道：通晓大道。
⑦ 虚：许慎注"虚，无欲也"。
⑧ 执鞭之士：此指在市场上手拿皮鞭维持秩序的人。
⑨ 很：小小争吵。
⑩ 迁："迁徙慕尚"。
⑪ 审：明白，清楚。

5 -142《春秋繁露·天道无二》

人孰无善，善不一①，故不足以立身；治孰无常②，常不一，故不足以致功。

5 -143《孟子·告子上》

人性之善也，犹水之就③下也，人无有不善，水无有不下。今夫水，搏而跃之④，可使过颡⑤；激⑥而行之，可使在山。是岂水之性哉？其势则然也。人之可使为不善，其性亦犹是也。

5 -144《孟子·离娄下》

孟子曰："言人之不善，当如后患何。"

5 -145《孟子·尽心上》

孟子曰："鸡鸣而起，孳孳⑦为善者，舜之徒也；鸡鸣而起，孳孳为利者，蹠⑧之徒也。欲知舜与蹠之分，无他，利与善之间⑨也。"

5 -146《孔子家语·辩政》

取善自与⑩谓之盗。

《说苑·政理》："取人善以自为己，是谓盗也。"

5 -147《礼记·大学》

大学之道⑪，在明明德⑫，在亲⑬民，在止⑭于至善。

---

① 一：纯正。
② 常：常规，常法。
③ 就：趋向。
④ 搏而跃之：搏，"击"也；跃，向上。
⑤ 颡：音 sǎng，额头。
⑥ 激：阻挡水流。
⑦ 孳孳：音 zī，勤勉不懈，同"孜孜"。
⑧ 蹠：亦作"跖"，音 zhí，春秋时大盗。
⑨ 间："异"也，不同。
⑩ 与："用"也。
⑪ 道：原则。
⑫ 明明德：明，彰明；明德，善德。
⑬ 亲："新"也，即改旧从善。
⑭ 止："至"也，达到。

5–148《礼记·祭义》

善则称①人，过则称己，教不伐②，以尊贤也。

5–149《汉书·武帝纪》

夫附下罔上③者死，附上罔下者刑，与闻国政而无益于民者斥④，在上位而不能进贤者退，此所以劝善黜⑤恶也。

5–150《史记·吴王列传》

为善者，天报之以福；为非者，天报之以殃。

5–151《春秋繁露·盟会要》

善无小而不举⑥，恶无小而不去。

5–152《春秋·左隐六年传》

善不可失，恶不可长。

5–153《论语·子张》

子贡曰："纣之不善，不如是之甚也。是以君子恶⑦居下流，天下之恶⑧皆归之。"

5–154《礼记·儒行》

言必先信⑨，行必中正⑩。

5–155《尚书·虞书·大禹谟》

无稽之言勿听，弗询之谋勿庸⑪。

5–156《礼记·缁衣》

可言也，不可行，君子弗言也；可行也，不可言，君子弗行也。则

---

① 称："举"也。
② 伐：损伤。
③ 附下罔上：附，亲近；罔，蒙蔽，欺骗。
④ 斥：疏远，驱逐。
⑤ 黜：音 chù，贬斥。
⑥ 举：施行。
⑦ 恶：音 wù，憎恨。
⑧ 恶：音 è，恶劣，不好。
⑨ 信：诚实。
⑩ 中正：正直。
⑪ 弗询之谋勿庸：询，查考；庸，"用"也。

民言不危①行，而行不危言矣。

5 –157 《论语·里仁》

君子欲讷②于言而敏于行。

5 –158 《礼记·缁衣》

故言必虑其所终，而行必稽③其所敝，则民谨于言而慎于行。

5 –159 《礼记·曲礼上》

修身践④言，谓之善行。

5 –160 《列子·说符》

慎尔言，将有和⑤之；慎尔行，将有随之；是故圣人见出以知入，观往以知来，此其所以先知之理也。

5 –161 《史记·孔子世家》

富贵者送人以财，仁人者⑥送人以言。

5 –162 《史记·韩非列传》

事以密成，语以泄败。

5 –163 《论语·卫灵公》

子曰："可与言而不与之言，失人；不可与言而与之言，失言。知者不失人，亦不失言。"

5 –164 《周书·于谨列传》

言出行随，诚宜相顾。

5 –165 《邓析子·转辞》

一言而非，驷马⑦不能追；一言而急，驷马不能及。故恶言不出口，苟⑧语不留耳，此谓君子也。

---

① 危：伤害，危害。
② 讷，音 nà，本为语言迟钝，此亦有慎于言的意思。
③ 稽：考核。
④ 践：履行，实现。
⑤ 和：应和。
⑥ 仁人者：仁德之人。
⑦ 驷马：古代一车套四马。
⑧ 苟：随便。

5 –166《周易·系辞上》

言行，君子之枢机①，枢机之发，荣辱之主也。言行，君子之所以动天地也，可不慎乎？

5 –167《周易·系辞上》

乱之所生也，则言语以为阶②。君不密③则失臣，臣不密则失身，几④事不密则害成。

5 –168《史记·滑稽列传》

美言可以市⑤，尊行可以加⑥人。君子相送以言，小人相送以财。

5 –169《论语·公冶长》

子曰："巧言令色足恭⑦，左丘明耻之，丘亦耻之；匿怨而友其人，左丘明耻之，丘亦耻之。"

5 –170《尚书·周书·冏命》

慎简乃僚⑧，无以巧言令色⑨，便辟侧媚⑩，其惟吉士⑪。

5 –171《荀子·荣辱》

虽有戈矛之刺，不如恭俭⑫之利也。故与人善言，暖于布帛；伤人之言，深于矛戟。

5 –172《淮南子·齐俗训》

物丰则欲省，求澹⑬则争止。

---

① 枢机：比喻事物的关键部分。
② 阶：协调。
③ 密：细致，周严。
④ 几：隐微，细微。
⑤ 市：求取。
⑥ 加：施及，施加。
⑦ 足恭：十足的恭顺。
⑧ 慎简乃僚：简，选择；乃，你的；僚，此指群仆。
⑨ 令色：令，"善"也；令色，即讨人喜欢的表情仪态。
⑩ 便辟侧媚：便辟，逢迎谄媚；侧媚，以不正当手段讨好于人。
⑪ 吉士：正直善良之人。
⑫ 恭俭：恭，恭顺，有礼貌；俭，谦卑的样子。
⑬ 澹：寡欲。

5-173 《老子》

知足不辱①，知止不殆②，可以长久。

《老子》第三十二章："知止可以不殆。"

5-174 《韩诗外传》

福生于无为③，而患生于多欲。知足，然后富从之。

5-175 《文选·东都赋》

遵节俭，尚素朴，思仲尼之克己④，履⑤老氏之常足。

5-176 《抱朴子·知止》

盖知足者常足也，不知足者无足也。常足者，福之所赴⑥也，无足者，祸之所钟⑦也。

5-177 《老子》

知足者富。

5-178 《老子》

见素抱朴，少私寡欲。

5-179 《孟子·尽心下》

孟子曰："养⑧心莫善于寡欲，其为人也寡欲，虽有不存⑨焉者寡矣。"

5-180 《史记·蔡泽列传》

欲而不知足，失其所以欲；有而不知止，失其所以有。

5-181 《旧唐书·礼仪志》

欲无限极，祸乱生焉。

---

① 知足不辱：河上公"知足之人，绝利去欲，不辱于身"。
② 知止不殆：河上公"知可止，则利不累身，声色不乱于耳目，则身不危殆也"。
③ 无为：道家指顺应自然。
④ 克己：约束克制自己的言行、私欲。
⑤ 履：践行。
⑥ 赴：至，到达。
⑦ 钟：通"踵"，踵，至，到。
⑧ 养："治"也。
⑨ 存："有"也。

5 –182 《论语·里仁》

子曰:"放①于利而行,多怨。"

5 –183 《旧唐书·张蕴古列传》

乐不可极,极乐生哀;欲不可纵,纵欲成灾。

5 –184 《尹文子·大道上》

物奢则仁智相屈②,分定则贪鄙不争。

5 –185 《礼记·大学》

一家仁,一国兴仁;一家让③,一国兴让;一人贪戾,一国作乱,其机④如此。此谓一言偾事⑤,一人定国。

5 –186 《孔丛子·抗志》

厚于财色,必薄于德,自然之道⑥也。

5 –187 《邓析子·转辞》

畏俭⑦则福生,骄奢则祸起。

5 –188 《韩诗外传》

修身不可不慎也。嗜欲侈则行亏,谗毁⑧行则害成。

5 –189 《尚书·周书·周官》

位⑨不期⑩骄,禄不期侈⑪,恭俭惟德。

5 –190 《淮南子·主术训》

穷不易操⑫,通⑬不肆⑭志。

---

① 放,音 fǎng,依据。
② 屈:音 jué,枯竭,穷尽。
③ 让:谦让。
④ 机:机关,关键。
⑤ 偾事:败事。
⑥ 道:事理,规律。
⑦ 俭:通"险"。
⑧ 毁:诽谤。
⑨ 位:高贵权位。
⑩ 不期:事先未约定,不希望。
⑪ 侈:奢侈。
⑫ 操:节操。
⑬ 通:显达。
⑭ 肆:放纵。

5-191 《孟子·告子下》

故天将降大任于斯人也，必先苦其心志，劳其筋骨，饿其体肤，空乏其身，行拂乱其所为，所以动心忍性①，曾②益其所不能。

5-192 《国语·晋语二》

夫义者利之足③也，贪者怨之本也；废义则利不立，厚贪则怨生。

5-193 《韩诗外传》

孙叔敖曰……臣园中有榆，其上有蝉，蝉方奋翼④悲鸣，欲饮清露，不知螳螂之在后，曲其颈，欲攫⑤而食之也；螳螂方欲食蝉，而不知黄雀在后，举其颈，欲啄而食之也；黄雀方欲食螳螂，不知童子挟弹丸在榆下，迎而欲弹之；童子方欲弹黄雀，不知前有深坑，后有掘⑥株也。此皆贪前之利，而不顾后害者也。

5-194 《汉书·食货志》

周室既衰，……于是上贪民怨，灾害生而祸乱作⑦。

5-195 《礼记·礼运》

饮食男女⑧，人之大欲存焉。死亡贫苦，人之大恶存焉，故欲恶者，心之大端⑨也。人藏其心，不可测度也。美恶皆在其心，不见其色也，欲一以穷之，舍礼何以哉？

5-196 《论语·先进》

季氏富于周公，而求⑩也为之聚敛而附益⑪之。子曰："非吾徒也，小子鸣鼓而攻之，可也。"

---

① 忍性：坚忍其性。
② 曾：同"增"。
③ 足："脚"也。
④ 奋翼：振翅。
⑤ 攫：音 jué，用爪抓取。
⑥ 掘：通"兀"，音 wù，直立不动的样子。
⑦ 作：产生。
⑧ 男女：此指男女交合之事。
⑨ 端：事物一头或一方面。
⑩ 求：冉求，孔子的学生。
⑪ 附益：增益。

5－197《韩诗外传》

徼幸①者，伐性之斧也；嗜欲者，遂祸之马也；谩诞②者，趋祸之路也；毁③于人者，困穷之舍也。是故君子去徼幸，节嗜欲，务忠信，无毁于一人，则名声常存，称为君子矣。

5－198《新唐书·后妃上》

夫恶木垂荫，志士不息；盗泉④飞溢，廉夫不饮。

5－199《淮南子·精神训》

子夏见曾子，一臞⑤一肥，曾子问其故，曰："出见富贵之乐而欲之，入见先王之道又说之。两者心战，故臞；先王之道胜，故肥。"

5－200《战国策·燕策一》

人之饥所以不食乌喙⑥者，以为虽偷⑦充腹，而与死同患也。

5－201《淮南子·氾论训》

今人所以犯图圄⑧之罪而陷于刑戮之患者，由嗜欲无厌不循度量⑨之故也。

5－202《淮南子·氾论训》

齐人有盗金者，当市繁之时，至掇⑩而走，勒⑪问其故曰："而⑫盗金于市中何也？"对曰："吾不见人，徒⑬见金耳。"志所欲则忘其为矣。

① 徼幸：同"侥幸"。
② 谩诞：浮夸虚妄。
③ 毁：诽谤。
④ 盗泉：古泉名。
⑤ 臞：音 qú，消瘦。
⑥ 乌喙：即今之毒药乌头。
⑦ 偷：苟且，暂时。
⑧ 图圄：音了 língyǔ，牢狱。
⑨ 度量：此借指法度。
⑩ 掇：音 duō，夺取。
⑪ 勒：音 lè，约束，限制，此指抓住。
⑫ 而："你"也。
⑬ 徒：只是。

5-203《淮南子·精神训》

夫仇由①贪大钟之赂而亡其国，虞君利②垂棘之璧而擒其身，献公艳③骊姬之美而乱四世，桓公甘易牙之和而不以时葬，胡王④淫女乐之娱而亡上地⑤。

5-204《论语·子罕》

子曰："岁寒，然后知松柏之后凋也。"

5-205《荀子·大略》

岁不寒，无以知松柏；事不难，无以知君子。

5-206《诗·国风·衡门》

衡门⑥之下，可以栖迟⑦。泌之洋洋⑧，可以乐饥⑨。

5-207《春秋·左宣二年传》

人孰无过？过而能改，善莫大焉。

5-208《论语·卫灵公》

子曰："过而不改，是谓过矣。"

5-209《论语·学而》

君子……过则勿惮⑩改。

5-210《史记·孔子世家》

君子有过则谢⑪以质⑫，小人有过则谢以文⑬。

5-211《孟子·公孙丑下》

古之君子，过则改之；今之君子，过则顺之。古之君子，其过也，

第五章 立身处世

---

① 仇由：春秋时国名。
② 利：贪，喜爱。
③ 艳：欣羡。
④ 胡王：春秋时西戎之君。
⑤ 上地：美地。
⑥ 衡门：衡，通"横"；衡门，横木所作之门，言其简陋。
⑦ 栖迟：住下休息。
⑧ 泌之洋洋：泌，泉水；洋洋，广大的样子。
⑨ 乐饥：乐，通"疗"，即治疗；乐饥，疗饥。
⑩ 惮：畏惧，畏难。
⑪ 谢：认错。
⑫ 质：诚信。
⑬ 文：华丽的文辞。

如日月之食①，民皆见之；及其更也，民皆仰之②。今之君子，岂徒顺
之，又从为之辞③。

5-212《孟子·公孙丑上》

孟子曰："子路人告之以有过则喜，禹闻善言则拜。"

5-213《论语·微子》

往者不可谏④，来着犹可追⑤。

5-214《论语·卫灵公》

子曰："巧言乱德，小⑥不忍则乱大谋。"

5-215《韩非子·六反》

夫弹痤⑦者痛，饮药者苦。为苦惫⑧之故不弹痤饮药，则身不活，
病不已矣。

5-216《淮南子·诠言训》

割痤疽非不痛也，饮毒药非不苦也，然而为之者，便⑨于身也。

5-217《淮南子·主术训》

言不得过其实，行不得踰其法。

5-218《荀子·不苟》

公生明，偏生暗，端悫⑩生通，诈伪生塞，诚信生神，夸诞生惑。
此六生者，君子慎之，而禹桀所以分也。

5-219《荀子·不苟》

凡人之患，偏伤⑪之也。见其可欲者，则不虑其可恶也者；见其可

---

① 日月之食：食，即"蚀"字；日月之食，即日蚀月蚀。

② 仰之：为抬头仰望日蚀、月蚀之复明。

③ 为之辞：为辩解之辞。

④ 谏：纠正，挽回。

⑤ 犹可追：赶得上，来得及。

⑥ 小：小的忿怒及小仁小恩。

⑦ 弹痤：弹，针刺；痤，音 cuò，痈疖。

⑧ 惫：困顿。

⑨ 便：有利。

⑩ 端悫：悫，音 què，端悫，正直诚实。

⑪ 偏伤：即伤于偏；伤，损害；偏，谓见其一隅，即偏见。

利也，则不顾其可害也者。是以动则必陷①，为则必辱，是偏伤之患也。

5-220《荀子·儒效》

凡事行，有益于理者立之，无益于理者废之，夫是之谓中②事；凡知说，有益于理者为之，无益于理者舍之，夫是之谓中说。

5-221《史记·乐书》

人心之动，物使之然也。……乐者，音之所由生也，其本在人心感于物也。

5-222《吕氏春秋·恃君览·达郁》

壮而怠③则失时，老而解④则无名。

5-223《老子》第六十四章

民之从⑤事，常于几成⑥而败之，慎终如始，则无败事。

5-224《淮南子·主术训》

下者万物归之，虚者天下遗⑦之。

5-225《吕氏春秋·士容论·上农》

是故丈夫不织而衣，妇人不耕而食，男女贸⑧功以长生，此圣人之制⑨也。故敬时爱日，非老不休⑩，非疾不息，非死不舍。

5-226《吕氏春秋·士容论·审时》

是故得时之稼兴⑪，失时之稼约⑫，茎相若，称之，得时者重，粟之多。量粟相若而舂之，得时者多米。量米相若而食之，得时者

---

① 陷：溃败。
② 中：合格，符合；下"中"字同。
③ 怠：松懈。
④ 解：音 xiè，通"懈"，懈怠。
⑤ 从："为"也。
⑥ 几成：将要成功。
⑦ 遗：音 suí，通"随"，顺从。
⑧ 贸："易"也。
⑨ 制："法"也。
⑩ 休："止"也。
⑪ 兴："昌"也。
⑫ 约：瘠病。

忍①饥。

5-227《吕氏春秋·士容论·审时》

是故得时之稼，其臭②香，其味甘，其气章③。百日食之，耳目聪明，心意睿智④。四卫⑤变强，殃⑥气不入，身无苛⑦殃。黄帝曰："四时之不正也，正五谷而已矣。"

5-228《荀子·议兵》

凡百事之成也，必在敬⑧之；其败也，必在慢之。

5-229《淮南子·修务训》

将相不强，功烈不成；侯王懈惰，后出⑨无名。

5-230《春秋·左宣十二年传》

民生在勤，勤则不匮⑩。

5-231《战国策·韩策一》

宁为鸡口，无为牛后⑪。

5-232《鬼谷子·谋》

相益⑫则亲，相损⑬则疏。

5-233《荀子·大略》

君人者，不可以不慎取臣；匹夫⑭者，不可以不慎取友。友者，所以相⑮有也。道不同，何以相有也？

---

① 忍：犹"能"也，能，"耐"也。
② 臭：气味。
③ 气章：气，"力"也；章，"盛"也。
④ 睿智：智慧高明。
⑤ 四卫：四肢。
⑥ 殃：音 xiong，凶，灾祸。
⑦ 苛：病。
⑧ 敬：慎重。
⑨ 出：当为"世"字之误。
⑩ 匮："乏"也。
⑪ 牛后：此指牛的"肛门"。
⑫ 益：有益，有利。
⑬ 损：危害，损害。
⑭ 匹夫：庶人，平民。
⑮ 相：共，交互。

5-234 《孟子·万章下》

万章问曰："敢问友。"孟子曰："不挟长①，不挟贵，不挟兄弟而友。友也者，友其德也，不可以有挟也。"

5-235 《庄子·山木》

君子之交淡若水，小人之交甘若醴②。君子淡以亲，小人甘以绝。

5-236 《尚书·咸有一德》

德无常师③，主④善为师。善无常主，协于克一⑤。

5-237 《礼记·大学》

自天子以至于庶人，壹是⑥皆以修身为本。其本乱⑦而末治⑧者，否矣。

5-238 《尚书·商书·汤誓》

慎厥⑨终，惟其始。

5-239 《尚书·商书·咸有一德》

终始惟一，时⑩乃日新⑪。

5-240 《韩诗外传》

官怠⑫于有成，病加于小愈，祸生于懈惰，孝衰于妻子，察此四者，慎终如始。

5-241 《荀子·劝学》

居必择邻，游必就士⑬，所以防邪僻而近中正也。

---

① 挟长：挟，音 xié，倚仗。长，音 zhǎng，年纪大。
② 醴：甜酒。
③ 德无常师：修德没有固定的老师。
④ 主：注重，看重。
⑤ 一：善与德协调统一。
⑥ 壹是：一切，全部。
⑦ 本乱：本性败坏。
⑧ 末治：成功地治理国家。
⑨ 厥：句中助词，无义。
⑩ 时：代词"是"，"此"也。
⑪ 日新：日日更新。
⑫ 怠：松懈，怠惰。
⑬ 就士：就，接近，亲近；士，此指有道德的读书人。

5-242《尚书·商书·汤誓》

能自得师者王，谓人莫己若①者亡。好问则裕，自用则小。

5-243《尚书·虞书·大禹谟》

满招损，谦受益，时乃天道。

5-244《淮南子·齐俗训》

不通于物者，难于言化。

① 莫己若：即"莫若己"。

第六章　崇教重学

6-1《白虎通·辟雍》

学之为言觉也，悟所不知也。故学以治性，虑以变情。故玉不琢，不成器；人不学，不知道。

6-2《说苑·建本》

夫学者，崇①名立身之本也。

6-3《论语·宪问》

子曰："不怨天，不尤②人，下学而上达③，知我者其天乎?"

6-4《淮南子·修务训》

知人无务④，不若愚而好学。

6-5《论语·学而》

子曰："君子食无求饱，居无求安，敏于事而慎于言，就有道⑤而正⑥焉，可谓好学也已。"

6-6《春秋繁露·执贽》

不知则问，不能则学。

6-7《论语·雍也》

子曰："知之者，不如好之者；好之者，不如乐之者。"

---

① 崇：增长。
② 尤：怨恨，责怪。
③ 下学而上达：下学人事，上达天命。
④ 知人无务：知，通"智"；务，事，事情；无务，不做事。
⑤ 就有道：就，趋向，往；有道，此指有道德之人。
⑥ 正：匡正，端正。

6–8《慎子·威德一》

百工之子，不学而能者，非生巧也，言有常事①也。

6–9《论语·子张》

子夏曰："百工居肆②以成其事，君子学以致其道。"

6–10《礼记·学记》

君子如欲化民成俗③，其必由学乎。

6–11《荀子·劝学》

君子之学也，入乎耳，箸④乎心，布乎四体，形乎动静⑤。端而言⑥，蠕⑦而动，一⑧可以为法则。

6–12《吕氏春秋·孟夏纪·尊师》

教也者，义之大者也；学也者，知之盛⑨者也。

6–13《荀子·大略》

故礼之生，为贤人以下至庶民也，非为成圣也，然而亦所以成圣也，不学不成。尧学于君畴，舜学于务成昭，禹学于西王国。

6–14《礼记·学记》

虽有嘉肴，弗食，不知其旨⑩也。虽有至道⑪，弗学不知其善也。

6–15《荀子·劝学》

吾尝终日而思矣，不如须臾之所学也；吾尝跂⑫而望矣，不如登高之博⑬见也。

---

① 事：奉行，从事。
② 肆：手工业作坊。
③ 俗：大众的，通行的。
④ 箸：同"著"，附着，即闻则记而不忘。
⑤ 动静：即行动举措。
⑥ 端而言：端庄而言。
⑦ 蠕：微动。
⑧ 一："皆"也。
⑨ 盛：成就，功业。
⑩ 旨：美味。
⑪ 至道：重要的道理。
⑫ 跂：音 qǐ，踮着脚站着。
⑬ 博："广"也。

6 – 16《论语·卫灵公》

子曰："吾尝终日不食，终夜不寝以思，无益，不如学也。"

6 – 17《论语·公冶长》

子曰："十室之邑①，必有忠信如丘者焉，不如丘之好学也。"

6 – 18《韩诗外传》

孔子曰："可与言终日而不倦者，其惟学乎。其身体不足观②也，勇力不足惮③也，族姓不足称也，宗祖不足道也，而可以闻于四方而昭于诸侯者，其惟学乎。"

6 – 19《礼记·大学》

古之欲明明德于天下者，先治其国；欲治其国者，先齐其家④；欲齐其家者，先修其身；欲修其身者，先正其心；欲正其心者，先诚其意；欲诚其意者，先致其知⑤，致知在格物⑥。

6 – 20《论语·阳货》

君子学道则爱人，小人学道则易使⑦也。

6 – 21《淮南子·泰族训》

人之所知者，浅而物变无穷，曩⑧不知而今知之，非知益多也，问学之所加也。

6 – 22《淮南子·说林训》

通于学者，若车轴转毂⑨之中，不运于己，与之致千里，终而复始，转无穷之源；不通于学者，若迷惑告之以东西南北，所居聆聆⑩，

① 十室之邑：邑人聚住的地方；室，家，户。
② 不足观：不足，不值得；观，观赏，欣赏。
③ 惮：畏惧。
④ 齐其家：管理其家。
⑤ 先致其知：首先使知识达到极致。
⑥ 格物：格，至；格物，穷究物理。
⑦ 易使：易于使唤。
⑧ 曩：音 nǎng，从前，过去。
⑨ 毂：音 gǔ，车轮中心，有窟窿，可插轴的部分。
⑩ 聆聆：明了。

背①而不得，不知凡要②。

6-23 《国语·晋语四》

文公问于胥臣曰："吾欲使阳处父傅③謹也，而教诲之，其能善之乎?"对曰："是在謹也，籧篨④不可使俯，戚施⑤不可使仰，僬侥⑥不可使举，侏儒不可使援，矇瞍⑦不可使视，嚚瘖⑧不可使言，聋聩⑨不可使听，僮昏⑩不可使谋。质将善，而贤良赞之，则济可俟⑪。若有违⑫质，教将不入，其何善之为?"

6-24 《尚书·商书·盘庚上》

迟任⑬有言曰："人⑭惟求旧，器非求旧，惟新。"

6-25 《吕氏春秋·不苟论·博志》

孔墨宁越皆布衣之士也，虑于天下，以为无若先王之术者，故日夜学之，有便⑮于学者，无不为也，有不便于学者，无肎⑯为也。益闻孔丘墨翟昼日讽诵习业，夜亲见文王周公旦而问焉，用志如此其精也，何事而不达，何为而不成，故曰精而熟之，鬼将告之，非鬼告之也，精而熟之也。

6-26 《吕氏春秋·孟夏纪·用众》

物固莫不有长，莫不有短，人亦然。故善学者，假人之长以补其

----

① 背：背离。
② 凡要：大要。
③ 傅：教导。
④ 籧篨：音 qúchú，身体残疾，不能俯身的人。
⑤ 戚施：驼背。
⑥ 僬侥：音 jiāoyáo，传说中的矮人国，此指矮子。
⑦ 矇瞍：盲人。
⑧ 嚚瘖：音 lín yǐn，嚚，愚顽之人；瘖，哑巴。
⑨ 聩：音 kuì，先天耳聋。
⑩ 昏：昏聩，糊涂。
⑪ 济可俟：济，成；俟，音 sì，等待。
⑫ 违：邪恶。
⑬ 迟任：人名，古代贤良的史官。
⑭ 人：此指用人。
⑮ 便：有利，合宜。
⑯ 肎："可"也，今作"肯"。

短，故假人者遂有天下。无丑不能，无恶不知。丑不能，恶不知，病①矣！不丑不能不恶不知尚②矣。虽桀纣犹有可畏可取者，而况于贤者乎！

6-27《尚书·商书·仲虺之诰》

好问则裕，自用则小。

6-28《论语·公冶长》

敏而好学，不耻下问，是以谓之"文"③也。

6-29《论语·子张》

子夏曰："博学而笃志④，切问而近思，仁在其中矣。"

6-30《孟子·告子上》

孟子曰："羿之教人射，必志于彀⑤，学者亦必志于彀。大匠诲人，必以规矩，学者亦必以规矩。"

6-31《荀子·劝学》

君子博学而日参省⑥乎己，则知明而行无过矣。

6-32《荀子·大略》

善学者尽其理，善行者究其难。

6-33《论语·为政》

学而不思则罔⑦，思而不学则殆⑧。

6-34《论语·述而》

子曰："三人行，必有我师焉，择其善者而从之，其不善者而改之。"

6-35《论语·学而》

子曰："学而时习之，不亦说乎。"

---

① 病：困惑。
② 尚："上"也。
③ 文：以"文"字为谥号。
④ 笃志：笃，忠实，全心全意；笃志，坚守志趣。
⑤ 志于彀：志，希望；彀，音 gǒu，弓满。
⑥ 参省：参，通"三"；省，检查，审查。
⑦ 罔：通"惘"，迷惑无知。
⑧ 殆：疑惑。

6-36《进学解》

业精于勤荒于嬉①，行成于思毁于随②。

6-37《师说》

闻道有先后，术业有专攻。

6-38《礼记·学记》

安其学而亲其师，乐其友而信其道。

6-39《论语·述而》

子曰："默而识③之，学而不厌，诲人不倦，何有于我④哉？"

6-40《礼记·学记》

独学而无友，则孤陋而寡闻。

6-41《礼记·曲礼上》

博闻强识而让⑤，敦善行而不怠，谓之君子。

6-42《论语·为政》

温故而知新，可以为师矣。

6-43《论语·学而》

谨⑥而信，汎⑦爱众，而亲仁⑧，行有余力，则以学文。

6-44《礼记·曲礼上》

礼闻来学，不闻往教。

6-45《白虎通·辟雍》

《礼》曰："有来学者，无往教者也。"

6-46《孟子·万章上》

天之生斯民也，使先知觉⑨后知，使先觉⑩觉后觉。予，天民之先

---

① 嬉：音 xī，戏乐。
② 随：放任。
③ 识：音 zhì，记住。
④ 何有于我：这件事对我有什么困难。
⑤ 让：谦让，辞让。
⑥ 谨：少言语。
⑦ 汎：广泛地。
⑧ 仁：仁人。
⑨ 觉：告知，启发，使人觉悟。
⑩ 觉：醒悟，明白。

觉者也，予将以此道觉斯民也，非予觉之而谁也。

6 –47 《淮南子·说林训》

谓学不暇①者，虽暇亦不能学矣。

6 –48 《吕氏春秋·孟夏纪·尊师》

好学而不厌，好教而不倦。

6 –49 《荀子·劝学》

青取之于蓝②而青于蓝，冰水为之而寒于水。

6 –50 《论语·阳货》

好仁不好学，其蔽也愚③；好知不好学，其蔽也荡④；好信不好学，其蔽也贼⑤；好直不好学，其蔽也绞⑥；好勇不好学，其蔽也乱；好刚不好学，其蔽也狂。

6 –51 《荀子·儒效》

不闻不若闻之，闻之不若见之，见之不若知之，知之不若行之，学至于行之而止矣。行之，明也，明之为圣人。

6 –52 《诗·鲁颂·泮水》

思乐泮水⑦，薄采其芹，鲁侯戾止⑧，言观其旗，其旗筏筏⑨，鸾声哕哕⑩，无小无大，从公于迈。思乐泮水，薄采其藻，鲁侯戾止，其马蹻蹻⑪，其马蹻蹻，其音昭昭，载色载笑，匪怒伊教。思乐泮水，薄采其茆⑫，鲁侯戾止，在泮饮酒，既饮旨酒，永锡难老，顾彼长道，屈此

---

① 暇：空闲。
② 蓝：蓼蓝，一年生草本植物，从叶子中提取的靛青可作染料。
③ 愚：被人愚弄。
④ 荡：放荡。
⑤ 贼：被人伤害。
⑥ 绞：说话尖刻。
⑦ 泮水：即泮宫旁之水。
⑧ 戾止：戾，到；止，住下。
⑨ 筏筏：严整貌。
⑩ 哕哕：鸟的叫声。
⑪ 蹻蹻：勇武貌。
⑫ 茆：音 máo，一种水菜。

群丑。……翩彼飞鸮①，集于泮林，食我桑黮，怀我好音，憬②彼淮夷，来献其琛③，元龟象齿，大赂南金。

6－53《韩诗外传》

剑虽利，不厉④不断；材虽美⑤，不学不高。虽有旨酒佳肴，不尝，不知其旨；虽有善道，不学，不达其功。故学然后知不足，教然后知不究⑥。不足，故自愧而勉；不究，故尽师而熟。由此观之，则教学相长也。

子夏问《诗》，学一而知二。孔子曰："起⑦予者，商⑧也，始可与言《诗》已矣！"孔子贤乎英杰而圣德备，弟子被光景而德彰。

6－54《战国策·赵策一》

前事之不忘，后事之师。

6－55《孟子·尽心下》

梓匠轮舆⑨，能与人规矩，不能使人巧。

6－56《孟子·尽心下》

孟子曰："尽信书⑩，则不如无书，吾于《武成》⑪，取二三策⑫而已矣。"

6－57《史记·货殖列传》

富者，人之情性⑬，所不学而俱欲者也。

6－58《论语·阳货》

性相近也，习相远也。

---

① 鸮：音 xiāo，即猫头鹰一类的鸟。
② 憬：悔悟的意思。
③ 琛：宝贝。
④ 厉："磨"也。
⑤ 材虽美：材，才能；美，优良。
⑥ 究：穷尽。
⑦ 起：即启发。
⑧ 商：即子夏。
⑨ 梓匠轮舆：梓匠，木工；轮舆，做车轮子。
⑩ 书：此指《商书》，下"书"字同。
⑪ 《武成》：《尚书》的篇名。
⑫ 策：竹简。
⑬ 情性：本性。

6-59《礼记·学记》

玉不琢，不成器，人不学，不知道。是故古之王者，建国君民①，教学为先。

6-60《礼记·学记》

善学者，师逸而功倍，又从而庸②之；不善学者，师勤而功半，又从而怨之。

6-61《韩诗外传》

然则楚之狂者楚言③，齐之狂者齐言，习使然也。夫习之于人微而著，深而固，是畅④于筋骨，贞⑤于膠漆，是以君子务为学也。

6-62《春秋繁露·仁义法》

虽有天下之至味，弗嚼弗知其旨⑥也；虽有圣人之至道，弗论不知其义也。

6-63《小学钩沈·劝学》

宝石不琢，不成珪璋⑦。

6-64《荀子·劝学》

不登高山，不知天之高也；不临深溪，不知地之厚也；不闻先王之遗言，不知学问之大也。

6-65《淮南子·齐俗训》

其见不远者，不可以语大；其智不闳⑧者，不可以语至⑨。

6-66《淮南子·说林训》

弓先调而后求劲，马先驯而后求良，人先信⑩而后求能。

---

① 建国君民：陈澔注"建立邦国，以君长其民也"。
② 庸：陈澔注"庸，功也，感师之有功于己也"。
③ 狂者：指精神失常之人。楚言，说楚国话。
④ 畅：舒展。
⑤ 贞："坚"也。
⑥ 旨：美味
⑦ 珪璋：硅与璋均为朝会所执的玉器。
⑧ 闳：音 hóng，通"宏"，即宏大。
⑨ 至：实质。
⑩ 信：诚实。

第六章 崇教重学

6-67《灵枢·玉版第六十》

故两军相当①，旗帜相望，白刃②陈于中野者，此非一日之谋也。能使其民令行禁止，士卒无白刃之难者，非一日之教也，须臾之得也。

6-68《孟子·滕文公上》

设为庠序③学校以教之，庠者养④也，校者教也，序者射也。夏曰校，殷曰序，周曰庠，学则三代共之，皆所以明人伦⑤也。

6-69《荀子·法行》

少而不学，长无能也；老而不教，死无思⑥也；有而不施，穷无与也⑦。是故少思长则学，老思死则教，有思穷则施也。

6-70《荀子·不苟》

君子絜其辩⑧而同焉者合⑨矣，善其言而类焉者应矣。故马鸣而马应之，非知⑩也，其势然也。

6-71《荀子·正论》

浅不足以测深，愚不足以谋知。

6-72《汉书·武帝纪》

用兵之法，不勤不教，将率之过也；教令宣明⑪，不能尽力，士卒之罪也。

6-73《国语·晋语九》

范献子聘于鲁，问具山敖山⑫，鲁人以其乡对，献子曰："不为具

---

① 当："敌"也。

② 白刃：武器，此借指战争。

③ 庠序：庠，音 xiáng，周时称学校为"庠"；殷时称学校为"序"。

④ 养、射：教导之名。

⑤ 人伦：做人的道理。

⑥ 思：杨倞注"无门人思其德"。

⑦ 穷无与也：杨倞注"穷乏之时无所往託"。

⑧ 絜其辩：絜，杨倞注"修整也，谓不烦杂"；辩，"说"也，指言词。

⑨ 合：回答。下"应"同。

⑩ 知：同"智"。

⑪ 宣明：明白。

⑫ 具山敖山：鲁国的两座山名。

敖乎。"对曰："先君献武之讳①也，献子归。"遍戒②其所知曰："人不可以不学，吾适鲁而名其二讳，为笑焉，唯不学也，人之有学也，犹木之有枝叶也，木有枝叶，犹庇荫③人，而况君子之学乎!"

6-74《荀子·荣辱》

短绠④不可以汲深井之泉，知不几⑤者不可与及圣人之言。

6-75《管子·权修》

一年之计，莫如树⑥谷；十年之计，莫如树⑦木；终身之计，莫如树⑧人。

6-76《吕氏春秋·孟夏纪·尊师》

且天生人也，而使其耳可以闻，不学，其闻不⑨若聋。使其目可以见，不学，其见不若盲。使其口可以言，不学，其言不若爽⑩。使其心可以知，不学，其知不若狂。故凡学非能益也，达天性也，能全天之所生而勿败⑪之，是谓善学。

6-77《荀子·性恶》

桓公之葱，太公之阙，文王之录，庄君之曶⑫，阖闾之干将、莫邪、钜阙、辟闾，此皆古之良剑也，然而不加砥厉，则不能利，不得人力，则不能断。

6-78《孟子·告子上》

心之官⑬则思，思则得之，不思则不得也。

---

① 献武之讳：鲁南公明具，鲁武公明敖。
② 遍戒：普遍告诫。
③ 庇荫：覆盖，保护。
④ 绠：音 gěng，汲水用的绳索。
⑤ 几：近也。
⑥ 树：种植。
⑦ 树：可理解为栽培。
⑧ 树：可理解为培养。
⑨ 不：语中助词，无义。
⑩ 爽："病"也。或作"喑"，亦通。
⑪ 败："毁"也。
⑫ 曶：音 hū。
⑬ 官：职责，功能。

6-79《小学钩沈·劝学》

木以绳直，金以淬①刚，必须砥砺，就②其锋芒。

6-80《荀子·劝学》

木受绳则直，金就砺则利。

6-81《广雅·释诂》

爻，象，放，视，教，学，效也。

6-82《礼记·学记》

古之教者，家有塾③，党④有庠，术⑤有序，国有学。比年⑥入学，中年考校⑦。一年视离经辨志⑧，三年视敬业乐群⑨，五年视博习亲师⑩，七年视论学取友⑪，谓之小成；九年知类通达⑫，强立而不反⑬，谓之大成。夫然后足以化民易俗，近者说服，而远者怀之，此大学之道也。

6-83《礼记·学记》

教也者，长善⑭而救其失者也。

6-84《白虎通·三教》

教者何谓也？教者效也，上为之，下效之。民有质朴⑮，不教不成。

---

① 淬：音 cuì，金属制作过程中的一种热处理方法。
② 就：趋向。
③ 塾：古时民间教读书的地方。
④ 党：五百家为党。
⑤ 术：陈澔注"术，当为州，一万二千五百家为一州。"
⑥ 比年：每年。
⑦ 中年考校：中年，间隔一年；考校，考察，考试。
⑧ 离经辨志：离经，即今之断句；辨志，辨别志趣意向。
⑨ 乐群：乐于群处。
⑩ 博习亲师：博习，指学之广度及深度；亲师，从师论学之蕴奥。
⑪ 取友：择有益于学之人为友。
⑫ 知类通达：触类而长，无所不通。
⑬ 强立而不反：强立，卓然自立；不反，外物不夺其志。
⑭ 长善：使其善者长，即促使其发挥长处。
⑮ 质朴：朴实。

6－85《论语·述而》

子曰："不愤不启①，不悱②不发，举一隅③不以三隅反，则不复也。"

6－86《史记·日者列传》

"非其地，树之不生；非其意，教之不成。"夫家之教子孙，当视其所以好，好含苟生活之道，因而成之。

6－87《礼记·王制》

天子命之教，然后为学，小学在公宫南之左，大学在郊，天子曰辟雍④，诸侯曰泮宫⑤。

6－88《礼记·学记》

善歌者，使人继其声；善教者，使人继其志。

6－89《孟子·离娄上》

教者必以正⑥。

6－90《战国策·赵策二》

因民而教者，不劳而成功，据⑦俗而动者，虑径⑧而易见也。

6－91《孟子·告子下》

孟子曰："教亦多术矣，予不屑⑨之教诲也者，是亦教诲之而已矣。"

6－92《论语·卫灵公》

子曰："有教无类⑩。"

6－93《礼记·文王世子》

师也者，教之以事⑪，而喻诸德者也。

---

① 不愤不启：愤，心求通而未得之意；不启，不去启发，下"不发"同。
② 不悱：音 fěi，口欲言而未能之貌。
③ 一隅：一方。
④ 辟雍：周王朝为贵族子弟所设的大学。
⑤ 泮宫：春秋时鲁国在泮水之上所造的宫殿。
⑥ 正：此指正理正道。
⑦ 据："依"也。
⑧ 径：径以步道，喻其省便。
⑨ 不屑：不值得。
⑩ 无类：指无论贵贱贤愚均可以教育。
⑪ 事："治"也。

6-94《礼记·学记》

是故学然后知不足，教然后知困①。知不足然后能自反②也；知困然后能自强也。故曰教学相长也。

6-95《韩诗外传》

凡学之道，严师为难。师严，然后道尊。道尊，然后民知敬学。

6-96《荀子·大略》

国将兴，必贵师而重傅③。贵师而重傅，则法度④存。国将衰，必贱师而轻傅，贱师而轻傅则人有快⑤，人有快则法度坏。

6-97《荀子·致士》

师术有四，而博习不与焉。尊严而惮⑥，可以为师；耆艾⑦而信，可以为师；诵说而不凌不犯⑧，可以为师；知微而论，可以为师。故师术有四，而博习不与焉。

6-98《荀子·修身》

故非我而当⑨者，吾师也；是我而当者，吾友也；谄谀我者，吾贼也。故君子隆⑩师而亲友以致恶其贼。

6-99《荀子·大略》

言而不称师谓之畔⑪，教而不称师谓之倍，倍⑫畔之人，明君不内朝，士大夫遇诸途不与言。

6-100《荀子·修身》

礼者，所以正身也。师⑬者，所以正师⑭也。无礼何以正身？无师，

---

① 困：艰难。
② 自反：反躬自问，反求之于自己。
③ 傅：教育。
④ 法度：法令制度。
⑤ 快：放纵。
⑥ 惮：敬畏。
⑦ 耆艾：年寿久长。六十为耆，五十为艾。
⑧ 犯：凡干陵违逆之称为犯。
⑨ 非我而当：非我，责备我；当，恰当。
⑩ 隆：尊崇。
⑪ 畔：通"叛"，即违背。
⑫ 倍：违背，背叛。
⑬ 师：老师。
⑭ 师：指众人。

吾安知礼之为足也?

6-101 《礼记·学记》

大学之法，禁于未发之谓豫①，当其可之谓时，不陵节②而施之谓孙③，相观而善之谓摩。此四者，教之所由兴也。

6-102 《春秋·左闵二年传》

敬教劝学，授方④任能。

6-103 《荀子·大略》

非其人而教之，齎⑤盗粮借贼兵也。

6-104 《韩诗外传》

礼有来学无往教，致⑥师而学不能学，往教则不能化⑦君也。

6-105 《吕氏春秋·孟夏纪·劝学》

往教者不化⑧，召师者不化；自卑者不听⑨，卑师者不听。师操不化不听之术，而以强教之，欲道之行，身之尊也，不亦远乎!

6-106 《吕氏春秋·孟夏纪·劝学》

学者师达而有材⑩，吾未知其不为圣人。圣人之所在，则天下理⑪焉。在右则右重⑫，在左则左重，是故古之圣王未有不尊师者也。

6-107 《吕氏春秋·孟夏纪·劝学》

尊师则不论其贵贱贫富矣。若此则名号⑬显矣，德行⑭彰矣。故师之教也，不争⑮轻、重、尊、卑、贫、富，而争于道。其人苟可，其事

---

① 豫：通"预"，即预防。
② 陵节：超越程序。
③ 孙：通"逊"。顺理也。
④ 方：法度，准则。
⑤ 齎：音jī，通"资"，资助。
⑥ 致：招致。
⑦ 化：教化。
⑧ 化：教化。
⑨ 听：顺从，服从。
⑩ 材：资质，能力。
⑪ 理："治"也。
⑫ 重："尊"也。
⑬ 名号：名声。
⑭ 德行：道德，品行。
⑮ 争：计较。

无不可，所求尽得，所欲尽成，此生于得圣人，圣人生于疾①学。不疾学而能为魁士②名人者，未之尝有也，疾学在于尊师，师尊则言信③矣。道论④矣。

6-108 《吕氏春秋·孟夏纪·尊师》

故教也者，义⑤之大者也；学也者，知之盛⑥者也。义之大者，莫大于利人，利人莫大于教。知之盛者莫大于成身，成身莫大于学。身成则为人子弗使而孝矣，为人臣弗令而忠矣。为人君弗强而平矣，有大势可以为天下正⑦矣。

6-109 《孟子·滕文公上》

陈良，楚产⑧也。悦周公、仲尼之道，北学于中国。北方之学者，未能或之先⑨也，彼所谓豪杰之士⑩也。子之兄弟事之数十年，师死而遂倍⑪之。

6-110 《孟子·滕文公下》

孟子谓戴不胜曰："子欲子之王之善与？我明告子，有楚大夫于此，欲其子之齐语⑫也，则使齐人傅诸？使楚人傅诸？"曰："使齐人傅之。"曰："一齐人傅之，众楚人咻⑬之？虽日挞⑭而求其齐也，不可得矣。引而置之庄岳⑮之间数年，虽日挞而求其楚⑯，亦不可得矣。"

---

① 疾："趋"也。
② 魁士：杰出之士。
③ 信：诚实，不欺。
④ 论：通"伦"，伦次，条理。
⑤ 义：善，仁义。
⑥ 盛：深厚。
⑦ 天下正：即正天下。
⑧ 产："生"也，即出生。
⑨ 先："过"也，即超过。
⑩ 豪杰之士：才德出众的读书之人。
⑪ 倍：同"背"，即违背。
⑫ 齐语：（学习）齐国语言。
⑬ 咻：音 xiū，喧闹。
⑭ 挞：音 tà，用鞭棍打人。
⑮ 庄岳：齐国街里之名。
⑯ 楚：楚语。

6-111《荀子·大略》

农精于田①，而不可以为田师②。工贾③亦然。

6-112《荀子·议兵》

弓矢不调，则羿不能以中微；六马不和，则造父④不能以致远。

6-113《淮南子·说林训》

染者先青而后黑则可，先黑而后青则不可；工人下漆而上丹则可，下丹而上漆则不可。万事犹此，所先后上下，不可不审。

6-114《抱朴子·金丹》

盛阳不能荣朽枯⑤，上智不能移下愚。

6-115《淮南子·氾论训》

夫户牖者，风气之所从往来，而风气者，阴阳相捔⑥者也，离者为病。故托鬼神以申诫之也。凡此之属，皆不可胜⑦著于书策竹帛而藏于官府者也，故以禨祥⑧明之为愚者之不知其害，乃借鬼神之威以声其教，所由来者远矣，而愚者以为禨祥，而很者以为非，唯有道者能通其志。

6-116《说苑·建本》

学者，所以反情治性尽才者也。

---

① 农精于田：农民善于种田。
② 田师：意为农业学家。
③ 贾：音 gǔ，商人。
④ 造父：周时善于驾车的人。
⑤ 荣朽枯：使枯朽繁荣。
⑥ 捔：音 juē，角逐，竞力。
⑦ 胜：禁得起。
⑧ 禨祥：禨，音 jī，禨祥，迷信鬼神的举动。

第七章　仁义道德

7-1《孟子·尽心下》

孟子曰："仁也者，人也①，合而言之道也。"

7-2《论语·颜渊》

樊迟问仁，子曰："爱人。"

7-3《礼记·中庸》

仁者人也，亲亲②为大，义者宜③也，尊贤为大。

7-4《春秋繁露·对胶西王》

仁人者，正其道不谋其利，修其理不急其功，致无为④而习俗
大化。

7-5《礼记·大学》

仁者以财发身，不仁者以身发财。

7-6《春秋繁露·仁义法》

《春秋》之所治⑤，"人"与"我"也。人与我者，"仁"与"义"
也。以仁安人，以义正⑥我，故仁之为言人也，义之为言我也，言名以
别矣。仁之与人，义之与我者，不可不察也。

7-7《孟子·滕文公上》

分人以财谓之惠，教人以善谓之忠，为天下得人⑦者谓之仁。是故

---

① 仁也者，人也：杨伯俊注"古音'仁'与'人'相同"。
② 亲亲：亲近亲人。
③ 宜：相宜。
④ 无为：儒家指以德政感化人民，不施刑治。
⑤ 治：社会安定。
⑥ 正：使端正。
⑦ 得人：获得忠贞贤良之士。

以天下与人易，为天下得人难。

7-8《论语·雍也》

夫仁者，己欲立而立人①，己欲达而达人②。

7-9《孟子·尽心下》

仁者以其所爱③及其所不爱；不仁者以其所不爱④及其所爱。

7-10《礼记·表记》

仁者右⑤也，道者左也。仁者人也，道者义也。厚于仁者薄于义，亲而不尊。厚于义者薄于德，尊而不亲。

7-11《孟子·告子上》

恻隐⑥之心，人皆有之；羞恶之心，人皆有之；恭敬之心，人皆有之；是非之心，人皆有之。恻隐之心仁也，羞恶之心义也，恭敬之心礼也，是非之心智也。

7-12《春秋繁露·仁义法》

仁之法，在爱人，不在爱我；义之法，在正我，不在正人。我不自正，虽能正人，弗予⑦为义；人不被其爱，虽厚⑧自爱，不予为仁。仁者，爱人之名也。

7-13《孟子·公孙丑上》

仁者如射，射者正己而后发⑨，发而不中，不怨胜己者，反求诸己而已矣。

7-14《礼记·中庸》

子曰："射⑩有似乎君子，失诸正鹄⑪，反求诸其身。"

---

① 立人：使人立；立，立身于世。
② 达人：使人达；达，通达无碍。
③ 爱：前一个爱，指所爱的恩德；后一个爱，指所不爱的人。
④ 爱：前一个爱，指所不爱之祸害；后一个爱，指所爱之人。
⑤ 右、左：在此有先、后义；右为先而左为后。
⑥ 恻隐：同情。
⑦ 予：称许。
⑧ 厚："深"也。
⑨ 正己而后发：（射箭人）先端正自己姿态，然后发箭。
⑩ 射：射箭。
⑪ 正鹄：靶中心的圆圈。画在布上的叫"正"，画在皮上的叫"鹄"。

7-15《论语·里仁》

唯仁者，能好人，能恶人。

7-16《礼记·大学》

唯仁人为能爱人，能恶人。

7-17《论语·卫灵公》

子曰："志士仁人，无求生以害仁，有杀身以成仁。"

7-18《淮南子·泰族训》

所谓仁者爱人也，所谓知①人也。……故仁莫大于爱人，知莫大于知人。二者不立，虽察慧捷②巧，劬禄③疾力，不免于乱也。

7-19《孟子·公孙丑上》

昔者子贡问于孔子曰："夫子圣矣乎。"孔子曰："圣则吾不能，我学不厌而教不倦也。"子贡曰："学不厌，智也，教不倦，仁也。仁且智，夫子既圣矣。"

7-20《荀子·不苟》

君子养心莫善于诚，致④诚则无它事⑤矣。唯仁之为守，唯义之为行，诚心守仁则形，形则神，神则能化⑥矣，诚心行义则理，理则明，明则能变矣。变化代兴，谓之天德。

7-21《荀子·大略》

义与利者，人之所两有也，虽尧舜不能去民之欲利，然而能使其欲利，不克⑦其好义也。虽桀纣亦不能去民之好义，然而能使其好义，不胜其欲利也。

7-22《孟子·告子下》

尊贤育才，敬老慈⑧幼。

---

① 知：通"智"。
② 捷：及，达到。
③ 劬禄：劬，音 qú，劬禄，亦作劬録，即勤力之义。
④ 致："极"也。
⑤ 它事：它，邪，不正；它事，意为祸事。
⑥ 化：杨倞注"化谓迁善也"。
⑦ 克："胜"也。
⑧ 慈：笃爱，仁爱。

7–23《孟子·滕文公上》

阳虎曰："为富不仁矣，为仁不富矣。"

7–24《孟子·公孙丑上》

不仁、不智、无礼、无义，人役①也。人役而耻为役，由②弓人而耻为弓，矢人而耻为矢也。如耻之，莫如为仁。

7–25《淮南子·主术训》

偏③知万物，而不知人道，不可谓智；偏爱群生④，而不爱人类，不可谓仁。仁者爱其类也，智者不可或⑤也。

7–26《孟子·离娄上》

是以惟仁者宜在高位，不仁而在高位，是播其恶于众也。

7–27《史记·货殖列传》

渊深而鱼生之，山深而兽往之，人富而仁义附⑥焉。

7–28《论语·颜渊》

舜有天下，选于众⑦，举⑧皋陶，不仁者远⑨矣；汤有天下，选于众，举伊尹，不仁者远矣。

7–29《论语·阳货》

子张问仁于孔子，孔子曰："能行五者于天下，为仁矣。"请问之，曰："恭、宽、信、敏、惠。恭则不侮，宽则得众，信则人任焉，敏则有功，惠则足以使人。"

7–30《孟子·公孙丑上》

所以谓人皆有不忍人之心者，今人乍⑩见孺子将入于井，皆有怵

---

① 役：仆役。
② 由：通"犹"。
③ 偏：当为"遍"。
④ 群生：一切生物。
⑤ 或：同"惑"，迷惑。
⑥ 附：依附。
⑦ 选于众：在众人中挑选。
⑧ 举：推荐。
⑨ 远：离开。
⑩ 乍："忽"也。

惕^①恻隐之心，非所以内交^②于孺子之父母也，非所以要^③誉于乡党朋友也，非恶其声而然也。

7－31 《韩非子·难一》

齐桓公时，有处士^④曰小臣稷，桓公三往而弗得见。桓公曰："吾闻布衣之士不轻爵禄，无以易万乘之主，万乘^⑤之主不好仁义，亦无以布衣之士。"于是五往乃得见之。

7－32 《韩诗外传》

昔者田子方出，见老马于道，喟^⑥然有志^⑦焉，以问于御者曰："此何马也。"御曰："故公家畜也，罢^⑧而不能用，故出放之也。"田子方曰："少尽其力，而^⑨老弃其身，仁者不为也。"束帛^⑩而赎之，穷士闻之，知所归心矣。

7－33 《荀子·义兵篇》

是以尧伐驩兜^⑪，舜伐有苗^⑫，禹伐共工，汤伐有夏，文王伐崇^⑬，武王伐纣，此四帝两王，皆以仁义之兵，行于天下也。故近者亲其善，远方慕其德，兵不血刃，远迩来服，德盛于此，施及四极^⑭。

7－34 《礼记·中庸》

诚者，天之道也，诚之者^⑮，人之道也。诚者，不勉而中，不思而得，从容中道，圣人也。诚之者，择善而固执^⑯之者也。

---

① 怵惕：恐惧。
② 内交：内，读"纳"，内交，结交。
③ 要：音 yāo，"求"也。
④ 处士：盗虚声而得名之士。
⑤ 万乘：犹万辆（车子），这里指大国。
⑥ 喟：音 kuì，叹声。
⑦ 志：心情，感触。
⑧ 罢：音 pí，同"疲"。
⑨ 而：相当于"你"。
⑩ 束帛：古代聘问的礼物。此指钱财。
⑪ 驩兜：驩，音 huān，驩兜，传说中的恶人。
⑫ 有苗：古部落名。
⑬ 崇：古国民，又姓。
⑭ 四极：四方极远之地。
⑮ 诚之者：使之诚，使自己做到诚。
⑯ 固执：坚持不懈。

7-35 《论语·述而》

子曰："志于道，据于德，依于仁，游于艺①。"

7-36 《论语·述而》

邦有道，贫且贱焉，耻也。邦无道，富且贵焉，耻也。

7-37 《荀子·解蔽》

何谓衡②？曰"道"。故心不可以不知道，心不知道，则不可道而可非道。人孰欲得恣③而守其所不可，以禁其所可。以其不可道之心取人，则必合于不道人，而不知合于道人。

7-38 《论语·里仁》

子曰："富与贵，是人之所欲也，不以其道得之，不处④也；贫与贱，是人之所恶也，不以其道得之⑤，不去也。"

7-39 《荀子·宥坐》

为善者，天报之以福；为不善者，天报之以祸。

7-40 《荀子·大略》

口言善，身行恶，国妖⑥也。

7-41 《淮南子·诠言训》

君子为善，不能使富必来；不为非，而不能使祸无至。福之至也，非其所求，故不伐⑦其功；祸之来也，非其所生，故不悔其行。内修极而横祸至者，皆天也，非人也，故中心常恬漠⑧，累积其德，狗吠而不惊，自信其情，故知道者不惑，知命者不忧。

7-42 《左传·庄公二十四年》

俭，德之共⑨也，侈，恶之大也。

---

① 游于艺：即游憩于礼、乐、射、御、书、数六艺之中。
② 衡：准则，标准。
③ 恣：听任。
④ 处：留，留下，此可理解为接受。
⑤ 得之：贫、贱为人之所恶，此"得之"当活看，可理解为"去之"。
⑥ 妖，音 yāo，古时称一切反常怪异的东西或现象。
⑦ 伐：夸耀。
⑧ 恬漠：安静，淡漠。
⑨ 共：通"洪"，"大"也。

7-43《尚书·周书·周官》

作德，心逸日休①，作伪，心劳日拙②。

7-44《论语·述而》

子曰："德之不修，学之不讲，闻义不能徙，不善不能改，是吾忧也。"

7-45《国语·晋语六》

夫德，福之基也。无德而福隆，犹无基而厚墉③也，其坏也无日矣。

7-46《礼记·檀弓上》

君子之爱人也以德，细人④之爱人也以姑息⑤。

7-47《尚书·周书·蔡仲之命》

皇天无亲⑥，唯德是辅，民心无常⑦，唯惠之怀。为善不同，同归于治，为恶不同，同归于乱。

7-48《国语·晋语六》

天道无亲，唯德是授⑧。

7-49《战国策·赵策二》

夫论至德者，不和于俗；成大功者，不谋于众。

7-50《周易·大畜·象传》

刚健笃实⑨辉光，日新其德。

7-51《韩诗外传》

君子崇人之德，扬人之美，非道谀⑩也。正言⑪直行，指人之过，

① 心逸日休：逸，安逸；休，美好。
② 拙：笨拙。
③ 墉：音 yōng，墙。
④ 细人：指小人。
⑤ 姑息：无原则的宽容。
⑥ 无亲：无私亲偏爱，对所有人都一样。
⑦ 民心无常：民心所向不是恒常不变的。
⑧ 授：给予，付与。
⑨ 笃实：忠厚老实。
⑩ 谀：谄媚的话。
⑪ 正言：直言。

非毁疵也。

7-52《尚书·周书·旅獒》

玩人丧德，玩物丧志。

7-53《淮南子·兵略训》

德义足以怀天下之民，事业①足以当天下之急，选举②足以得贤士之心，谋虑足以知强弱之势，此必胜之本也。

7-54《春秋·左哀元年传》

树德莫如滋③，去疾莫如尽。

7-55《尚书·周书·武成》

树德务滋，除恶务本。

7-56《论语·雍也》

子曰："中庸④之为德也，其至矣乎，民⑤鲜久矣。"

7-57《荀子·劝学》

积土成山，风雨兴焉。积水成渊，蛟龙生焉。积善成德，而神明⑥自得，圣心循⑦焉。

7-58《礼记·缁衣》

子曰："夫民教之以德，齐⑧之以礼，则民有格心⑨；教之以政，齐之以刑，则民有遁心⑩。故君民者，子以爱之，则民亲之，信以结⑪之，则民不倍⑫；恭以涖之，则民有孙心⑬。"

---

① 事业：重要的工作。
② 选举：选择举用贤能。
③ 滋："长"也。
④ 中庸：中，指不偏；庸，指不易。
⑤ 民：可理解为大家。
⑥ 神明：此指精神。
⑦ 循：或作"备"，作备是。
⑧ 齐：同等。
⑨ 格心：正心。
⑩ 遁心：遁，音 dùn，逃遁之心。
⑪ 结：团聚，联合。
⑫ 倍：通"背"。
⑬ 孙心：恭顺谦逊的心意。

7-59《论语·为政》

道之以德，齐之以礼，有耻且格①。

7-60《礼记·乡饮酒义》

德也者，得②于身也，故曰：古之学术道者，将以得身也，是故圣人务③焉。

7-61《国语·晋语六》

唯厚德者，能受多福。无德而服④者，众必伤也。

7-62《论语·宪问》

有德者必有言，有言者不必⑤有德。

7-63《尚书·商书·咸有一德》

德无常师⑥，主⑦善为师。善无常主⑧，协于克一⑨。

7-64《史记·魏公子列传》

客有说⑩公子（无忌）曰："物有不可忘，或有不可不忘。夫人（如姬）有德于公子，公子不可忘也；公子有德于人，愿公子忘之也。"

7-65《史记·礼书》

故德厚者位尊，禄重者荣宠，所以总⑪一海内而整齐万民也。

7-66《周易·系辞下》

天地之大德曰生，圣人之大宝曰位，何以守位，曰仁；何以聚人，曰财；理财正辞⑫，禁民为非，曰义。

---

① 格：亲近，归顺。
② 得：得到。
③ 务：追求。
④ 服："得"也。
⑤ 必：一定。
⑥ 德无常师：修德没有固定的老师。
⑦ 主：注重，看重。
⑧ 善无常主：为善不专注某些事情。
⑨ 一：善与德协和同一。
⑩ 说：音 shuì，劝说别人，使之听从自己的意见。
⑪ 总：统领，统管。
⑫ 正辞：正定号令之辞。

7-67《荀子·不苟》

君子崇人之德，扬人之美，非谄谀也，正义直指①，举人之过，非毁疵也。

7-68《荀子·君道》

论德而定次，量能而授官。

7-69《韩非子·右储说左下》

善为吏②者树德，不能为吏者树怨。

7-70《孟子·公孙丑上》

以力服人者，非心服也，力不赡③也；以德服人者，中心④悦而诚服也，如七十子之服孔子也。

7-71《礼记·大学》

道⑤得众则得国，失众则失国，是故君子先慎乎德，有德此⑥有人，有人此有土，有土此有财，有财此有用⑦。德者本也，财者末也。

7-72《荀子·君道》

德厚者进而佞⑧说者止，贪利者退而廉节者起。

7-73《淮南子·人间训》

故树黍者不获稷，树怨者无报德。

7-74《荀子·非十二子》

不知则问，不能则学，虽能必让，然后为德。

7-75《国语·楚语上》

（伍举对楚灵王曰）夫君国者，将民之与处，民实瘠⑨矣，君安得

第七章　仁义道德

---

① 直指：直言指责。
② 吏：官吏。
③ 赡：音 shàn，充足。
④ 中心：即心中。
⑤ 道：言，"说是"。
⑥ 此：这样，这么。
⑦ 用：供国家享用的各种物资。
⑧ 佞：音 nìng，巧言善辩，谄谀。
⑨ 瘠：音 jí，贫穷。

肥。且夫私欲弘侈①，则德义鲜少，德义不行，则迩者骚离②，而远者距违。……其有美名也，唯其施令德于远近，而小大安之也。若敛民利，以成其私欲，使民蒿③焉忘其安乐而有远心，其为恶也甚矣，安用目观。

7-76 《尚书·商书·汤誓》

德日新，万邦惟怀④。志自满，九族乃离⑤。

7-77 《诗·国风·相鼠》

相⑥鼠有皮，人而无仪⑦，人而无仪，不死何为；相鼠有齿，人而无止⑧，人而无止，不死何俟⑨? 相鼠有体，人而无礼，人而无礼，胡不遄⑩死。

7-78 《荀子·子道》

从道不从君，从义不从父。

7-79 《荀子·哀公》

所谓君子者，言忠信而心不德⑪，仁义在身而色不伐⑫，思虑明通而辞不争，故犹然⑬如将可及者，君子也。

7-80 《孟子·尽心上》

穷不失义，达不离道。

---

① 私欲弘侈：个人欲望很大。弘，大。
② 骚离：忧愁而离心。
③ 蒿：消耗。
④ 怀：归，来到。
⑤ 九族乃离：九族，自高祖至玄孙称为九族；离，乖离，离散。
⑥ 相："看"也。
⑦ 仪：通"义"。
⑧ 止：通"耻"。
⑨ 俟：等候。
⑩ 遄：音 chuán，快，迅速。
⑪ 不德：杨倞注"不自以为有德"。
⑫ 伐：损伤。
⑬ 犹然：杨倞注"舒迟貌。"犹，一作"油"，亦通。

7-81《尚书·商书·汤誓》

王懋①昭大德，建中②于民，以义制事，以礼制心，垂裕后昆③。

7-82《礼记·祭义》

曾子曰："身也者，父母之遗体也，行父母之遗体，敢不敬乎？居处不庄④，非孝也；事君不忠，非孝也；涖⑤官不敬，非孝也；朋友不信，非孝也；战陈⑥无勇，非孝也。五者不遂，灾及于亲，敢不敬乎！"

7-83《尚书·周书·周官》

推贤让能，庶官⑦乃和，不和政庞⑧。举能其官⑨，惟尔之能。称匪其人⑩，惟尔不任。

7-84《汉书·食货志》

衣食足而知荣辱，廉让生而争讼息。

7-85《礼记·聘义》

敬让也者，君子之所以相接也。故诸侯相接以敬让，则不相侵陵。诸侯相厉⑪以礼，则外不相侵，内不相陵。

7-86《论语·卫灵公》

子曰："群居终日，言不及义，好用小慧⑫，难矣哉！"

7-87《论语·宪问》

见利思义，见危授命⑬，久要⑭不忘平生之言，亦可以为成人矣。

---

① 懋：音 mào，勤勉，努力。
② 中：通"忠"。
③ 后昆：后代子孙。
④ 庄：庄重，严肃。
⑤ 涖：同"莅"，临视。
⑥ 战陈：陈，通"阵"；战陈，指两军阵地。
⑦ 庶官：众官，百官。
⑧ 庞：杂乱。
⑨ 举能其官：推荐之官能胜任其职。
⑩ 称匪其人：称，推举；匪，不；称匪其人，即推荐不应推举之人。
⑪ 厉：靠近，接近，与前"接"字同，即交往。
⑫ 小慧：慧，聪明；小慧，小聪明。
⑬ 授命：授，付与；授命，付出生命。
⑭ 要：通"约"，穷困之意。

7–88《春秋繁露·身之养重于义》

夫人有义者，虽贫能自乐也；而大①无义者，虽富莫能自存。吾以此实义之养生人②，大于利而厚于财也。民不能知，而常反之，皆忘义而殉③利，去理而走邪，以贼④其身而祸其家，此非其自为计不忠也，则其知之所不能明也。

7–89《论语·述而》

子曰："饭疏食⑤饮水⑥，曲肱⑦而枕之，乐亦在其中矣。不义而富且贵，于我如浮云。"

7–90《春秋·左隐元年传》

多行不义必自毙。

7–91《春秋繁露·仁义法》

义者谓宜⑧在我者，宜在我者而后可以称义，故言义者，合我与宜以为一，言以此操之，义之为言我也，故曰有为⑨而得义者，谓之自得，有为而失义者，谓之自失，人好义者，谓之自好；人不好义者，谓之不自好。以此参之，义我也明矣。是义与仁殊，仁谓往，义谓来，仁大远，义大近，爱在人谓之仁，义在我谓之义，仁主人，义主我也。故曰"仁者，人也，义者，我也，此之谓也。"君子求仁义之别，以纪人我之间，然后辨乎内外之分，而著于顺逆之处也。是故内治反理以正身，据礼以劝福，外治推恩以广施，宽制以容众。

7–92《史记·乐书》

土敝⑩则草木不长，水烦⑪则鱼鳖不大，气衰则生物不育，世乱则

---

① 大：含夸张意思。
② 生人：即生民。
③ 殉：贪，追求。
④ 贼：伤害。
⑤ 疏食：粗粮或糙米。
⑥ 水：与"汤"对言，指冷水。
⑦ 肱：音 gōng，胳膊。
⑧ 宜："善"也。
⑨ 有为：有作为。
⑩ 敝：衰敝。
⑪ 烦：频繁搅动。

礼废而乐淫①。

7-93 《史记·乐书》

乐至则无怨，礼至则不争。

7-94 《孟子·公孙丑上》

我知言，我善养吾浩然②之气，敢问何谓浩然之气？曰："难言也，其为气也，至大至刚，以直③养而无害，则塞乎天地之间，其为气也，配义与道，无是，馁④也。"

7-95 《史记·礼书》

观三代⑤损益，乃知缘人情而制礼，依人性而作仪，其所由来由⑥矣。

7-96 《吕氏春秋·慎行论·慎行》

凡乱人之动也，其始相助，后必相恶。为义者不然，始而相与⑦，久而相信，卒⑧而相亲，后世以为法程⑨。

7-97 《礼记·仲尼燕居》

子曰："礼也者理也，乐也者节⑩也。"

7-98 《礼记·仲尼燕居》

礼之所兴，众之所治⑪也；礼之所废，众之所乱也。

7-99 《史记·乐书》

中正无邪，礼之质⑫也。庄敬恭顺，礼之制也。

7-100 《礼记·乡饮酒义》

先礼而后财，则民作敬让而不争矣。

---

① 淫："乱"也。
② 浩然：盛大流行之貌。
③ 直："正"也，意为正气。
④ 馁：丧失勇气。
⑤ 三代：夏商周三代。
⑥ 由：凭据。
⑦ 与：交往。
⑧ 卒：末后。
⑨ 程："度"也。
⑩ 节：节奏，节拍。
⑪ 所治、所乱：即指所治、所乱的原因。
⑫ 质：物类的本体。

7－101《孟子·告子上》

孟子曰："鱼，我所欲也，熊掌，亦我所欲也，二者不可得兼①，舍鱼而取熊掌者也。生，亦我所欲也，义，亦我所欲也，二者不可得兼，舍生而取义者也。生亦我所欲，所欲有甚于生者，故不为苟得也；死亦我所恶，所恶有甚于死者，故患有所不辟②也。如使人之所欲莫甚于生，则凡可以得生者，何不用也？使人之所恶莫甚于死者，则凡可以辟患者，何不为也？由是则生而有不用也，由是则可以辟患而有不为也。是故所欲有甚于生者，所恶有甚于死者，非独贤者有是心也，人皆有之，贤者能勿丧耳。"

7－102《论语·颜渊》

非礼勿视，非礼勿听，非礼勿言，非礼勿动。

7－103《论语·学而》

有子曰："礼之用，和③为贵。先王之道，斯为美。小大由之，有所不行。知和而和，不以礼节之，亦不可行也。"

7－104《史记·礼书》

人生有欲，欲而不得则不能无忿④，忿而无度量则争，争则乱。先王恶其乱，故制礼义以养⑤人之欲，给人之求，使欲不穷于物，物不屈于欲，二者相得而长，是礼之所起也。故礼者养也。

7－105《韩诗外传》

故礼及身而行修⑥，礼及国而政明。

7－106《礼记·檀弓下》

国奢则示⑦之以俭，国俭则示之以礼。

7－107《礼记·王制》

道路，男子由左，妇人由右，车从中央。

---

① 兼：同时涉及两件或两件以上事物。
② 辟："除"也。
③ 和：事之中节皆谓之和。
④ 忿：音 fèn，恨，怒。
⑤ 养："治"也。
⑥ 修："善"也。
⑦ 示：教导。

7-108《礼记·曲礼上》

礼尚①往来。往而不来，非礼也；来而不往，亦非礼也。人有礼则安，无礼则危。故曰礼者，不可不学也。

7-109《礼记·曲礼上》

夫礼者，自卑而尊人。虽负贩②者，必有尊也，而况富贵乎。

7-110《荀子·荣辱》

义之所在，不倾③于权，不顾其利，举国而与之不为改视，重死持义而不挠④，是士居子之勇也。

7-111《淮南子·缪称训》

君子惧失义，小人惧失利。

7-112《淮南子·说林训》

兰生幽宫，不为莫服⑤而不芳；舟在江海，不为莫乘而不浮；君子行义，不为莫知而止休。

7-113《列子·说符》

人而无义，唯食而已，是鸡狗也。强食靡⑥角，胜者为制⑦，是禽兽也，为鸡狗禽兽矣，而欲人之尊己，不可得也。

7-114《荀子·荣辱》

先义而后利者荣，先利而后义者辱。荣者常通，辱者常穷⑧，通者常制人，穷者常制于人，是荣辱之大分⑨也。

7-115《淮南子·主术训》

故义者非能遍利天下之民，利一人而天下从风⑩；暴者非尽害海内之众也，害一人而天下离叛。

---

① 尚：崇尚。
② 负贩：担货贩卖。
③ 倾：侧，斜。
④ 挠：扰乱。
⑤ 服：佩戴。
⑥ 靡：音 mǐ，无，没有。
⑦ 制："主"也。
⑧ 穷：困厄。
⑨ 大分：大体。
⑩ 从风：即风从。比喻跟随迅速。

第七章　仁义道德

7-116 《礼记·礼运》

孔子曰："夫礼，先王以承①天之道，以治人之情，故失之者死，得之者生。"

7-117 《礼记·儒行》

儒有博学而不穷，笃行②而不倦，幽居而不淫，上通而不困，礼之以和为贵，忠信之美，优游③之法，举贤而容众，毁方而瓦合④，其宽裕有如此者。

7-118 《战国策·赵策二》

夫服者，所以便用也；礼者，所以便事也。是以圣人观其乡而顺宜，因其事而制礼，所以利其民而厚⑤其国也。

7-119 《论语·八佾》

君使臣以礼，臣事君以忠。

7-120 《荀子·礼论》

礼者断长续短，损有余，益不足，达爱敬之文，而滋成行义之美者也。

7-121 《荀子·礼论》

礼有三本：天地者，生之本也；先祖者，类⑥之本也；君师者，治之本也。无天地，恶生？无先祖，恶出？无君师，恶治？三者偏亡⑦，焉无安人⑧。

7-122 《荀子·大略》

故义胜利者为治世，利克⑨义者为乱世。上重义则义克利，上重利则利克义。

---

① 承：承继。
② 笃行：专心实行。
③ 优游：悠闲自得。
④ 毁方而瓦合：谓君子屈己同凡，下与欲合。
⑤ 厚：丰厚，富厚。
⑥ 类：杨倞注"类，种也"。
⑦ 偏亡：指三者之中，亡失其一。
⑧ 安人：安抚人民。
⑨ 克：制胜，下各"克"字同。

7-123《淮南子·说林训》

一目之罗①，不可以得鸟；无饵之钓，不可以得鱼；遇②士无礼，不可以得贤。

7-124《汉书·五行传中之上》

民受天地之中③以生，所谓命也。是以有礼义动作威仪之则，以定命也。能者养之以福，不能者败以取祸。是以君子勤礼，小人尽力，勤礼莫如致敬④，尽力莫如惇笃⑤。敬在养神，笃在守业。

7-125《荀子·王制》

虽王公士大夫之子孙，不能属⑥于礼义，则归之庶人。虽庶人⑦之子孙也，积文学，正身行，能属于礼义，则归之卿相士大夫。

7-126《诗·周颂·天作》

天作高山，大王荒之⑧；彼作矣，文王康之⑨；彼岨⑩矣岐，有夷⑪之行，子孙保之。

7-127《鬼谷子·摩》

信者⑫明也。

7-128《尚书·商书·汤誓》

尔不无信，朕不食言。

7-129《淮南子·缪称训》

骄溢⑬之君无忠臣，口慧⑭之人无必信。

---

① 罗：扑鸟的网。
② 遇：对待。
③ 中：中和之气。
④ 致敬：表达敬意。
⑤ 惇笃：惇，音 dūn，惇笃，悖厚笃实。
⑥ 属：连续。
⑦ 庶人：平民百姓。
⑧ 荒之：开辟荒野。
⑨ 康之：安乐地生活。
⑩ 岨：音 jū，带土的石山，山势险恶。
⑪ 夷：平坦的意思。
⑫ 信者：诚实之人。
⑬ 溢：过度，过分。
⑭ 慧：狡黠。

第七章　仁义道德

7-130《荀子·不苟》

言无常信，行无常贞①，唯利所在，无所不倾，若是则可谓小人矣。

7-131《淮南子·主术训》

使言之而是也，虽在褐夫刍荛②，犹不可弃也；使言之而非也，虽在卿相人君揄③策于庙堂之上，未必可用，是非之所在，不可以贵贱尊卑论也。

7-132《礼记·中庸》

上焉者④，虽善无征⑤，无征不信，不信民弗从。下焉者，虽善不尊，不尊不信，不信民弗从。

7-133《孟子·离娄下》

孟子曰："大人者，言不必信，行不必果，惟义所在。"

7-134《荀子·非十二子》

信信⑥，信也，疑疑⑦，亦信也。贵贤，仁也；贱不肖⑧，亦仁也。言而当，知也；默而当，亦知也。故知言犹知默也。故多言而类⑨，圣人也，少言而法，君子也。

7-135《战国策·齐策六》

智者不倍⑩时而弃利，勇士不怯死而灭名，忠臣不先身而后君。

7-136《荀子·修身》

体恭敬而心忠信，术⑪礼义而情爱人。

---

① 贞："正"也。
② 褐夫刍荛：褐失，指卑贱之人；刍荛，音 chúráo，指割草打柴之人。
③ 揄：音 yú，称扬。
④ 上焉者：在上位的人，指君。
⑤ 征：征兆，迹象。
⑥ 信信：信可信。
⑦ 疑疑：疑可疑。
⑧ 不肖：不贤。
⑨ 类：法，规范。
⑩ 倍："背"也。
⑪ 术：通"述"，遵循。

7－137《列子·黄帝》

夫至信之人，可以感物也，动天地，感鬼神，横六合①而无逆者。

7－138《论语·颜渊》

子贡问友，子曰："忠告而善道②之，不可则止，无自辱焉。"

7－139《荀子·致士》

诚信如神。

7－140《淮南子·氾论训》

言而必信，期③而必当，天下之高行也。

7－141《老子》第六十三章

夫轻诺④必寡信，多易必多难。

7－142《韩非子·难一》

舅犯曰"繁礼君子，不厌忠信"者，忠，所以爱其下也，信，所以不欺其民也。

7－143《白虎通·情性》

信者诚也，专一不移也。

7－144《荀子·尧问》

执一无失，行微无怠，忠信无倦。

7－145《潜夫论·实贡》

夫高论⑤而相欺，不若忠论而诚实。

7－146《老子》第八章

言善信。

7－147《国语·晋语四》

文公伐原⑥，令以三日之粮。三日，而原不降，公令疏军⑦而去之，谍出曰"原不过一二日矣"，军吏以告，公曰："得原而失信，何以使

---

① 横六合：横，横亘，贯穿；六合，四方上下。
② 道：引导。
③ 期：期望，要求。
④ 诺：答应。
⑤ 高论：空谈。
⑥ 原：周朝地名。
⑦ 疏军：撤军。

人。夫信？民之所庇①也，不可失"，乃去之。及孟门②，而原请降。

7–148《淮南子·说林训》

弦高诞③而存郑，诞者不可以为常。

7–149《周书·于谨列传》

去食去兵，信不可失，国家兴废，莫不由之。

7–150《礼记·曲礼下》

约信④曰誓，涖⑤牲曰盟。

7–151《韩诗外传》

故弓调然后求劲，马服⑥然后求良焉；士信愨⑦而后求知⑧焉。士不信愨而又多知，譬之豺狼与，其难以身近也。

7–152《周易·系辞上》

天之所助者顺也，人之所助者信也。

7–153《论语·卫灵公》

子曰："忠信，行笃⑨敬，虽蛮貊⑩之邦行矣。言不忠信，行不笃敬，虽州里行乎哉？"

7–154《韩非子·外储说左上·说六》

文公问箕郑曰："救饿奈何？"对曰："信。"公曰："安信？"曰："信名⑪。信名，则群臣守职，善恶不逾⑫，百事不怠；信事，则不失天时，百姓不逾；信义，则近亲劝勉而远者归之矣。"

---

① 庇：音 bì，遮蔽，庇护。
② 孟门：地名，在原城附近。
③ 诞：欺慢，说假话。
④ 约信：以言语相要约。
⑤ 涖："临"也。
⑥ 服：顺从。
⑦ 愨："愨"之俗字，音 què，忠厚，诚实。
⑧ 知：通"智"，下"知"字同。
⑨ 笃：真诚。
⑩ 蛮貊：貊，音 mò，蛮貊，泛指少数民族。
⑪ 名：声誉，名声。
⑫ 逾：超越。

7－155 《韩非子·外储说左上·说六》

楚厉王有警①鼓，与百姓为戒②。饮酒醉，过而击，民大惊。使人止之，曰："吾醉而与左右戏而击之也。"民皆罢。居数月，有警，击鼓而民不赴。乃更令明号而民信之。

7－156 《韩非子·外储说左上·说六》

魏文侯与虞人期③猎。明日，会④天疾风，左右止文侯，不听，曰："不可以风疾之故而失信，吾不为也。"遂自驱车往，犯⑤风而罢虞人。

7－157 《韩非子·外储说左上·说六》

吴起出，遇故人而止⑥之食，故人曰："诺，期返而食。"吴子曰："待公而食。"故人至暮不来，吴起至暮不食而待之。明日早，令人求⑦故人，故人来，方与之食。

7－158 《战国策·赵策一》

辅主者名显，功大者身尊，任国者权重，信忠在己而众服焉。

7－159 《战国策·秦策一》

弗知而言为不智，知而不言为不忠。

7－160 《史记·留侯世家》

忠言逆耳利于行，良药苦口利于病。

7－161 《国语·晋语四》

晋饥，公问于箕郑曰："救饥何以？"对曰："信"。公曰："安信？"对曰："信于君心，信于名⑧，信于令，信于事。"公曰："然则若何？"对曰："信于君心，则美恶不踰⑨；信于名，则上下不干⑩；信于令，则时无废功；信于事，则民从事有业。于是乎民知君心，贫而不惧，藏出

---

① 警：告诫。下"有警"之"警"，指危险紧急的情况。
② 戒：晓谕，命令。
③ 期：约会。
④ 会：恰，正值。
⑤ 犯：冒。
⑥ 止：留住。
⑦ 求：寻找。
⑧ 名：指各级官员职位高低名分。
⑨ 踰："越"也。
⑩ 干：干犯。

如入，何匮①之有。"

7－162《孟子·尽心下》

言语必信。

7－163《论语·学而》

与朋友交，言而有信。

7－164《新唐书·魏征列传》

上不信则无以②使下，下不信则无以事上。

7－165《国语·晋语八》

忠不可暴③，信不可犯。忠自中，而信自身。其为德也深矣，其为本也固矣，故不可损也。……信反必毙④，忠塞无用。

7－166《论语·子路》

子贡问曰："何如斯⑤可谓之士矣。"子曰："行己有耻，使于四方，不辱君命，可谓士矣。"曰："敢问其次。"……曰："言必信，行必果，硁硁⑥然小人哉，抑亦可以为次矣。"

7－167《论语·子路》

樊迟问仁，子曰："居处恭⑦，执事敬⑧，与人忠，虽之⑨夷狄，不可弃也。"

7－168《论语·为政》

人而无信，不知其可也。大车无輗⑩，小车无軏⑪，其何以行之哉。

7－169《论语·颜渊》

子贡问政，子曰："足食，足兵⑫，民信之矣。"子贡曰："必不得

---

① 匮："乏"也。
② 无以：不能。
③ 暴：欺凌。
④ 毙：倒下去。
⑤ 斯：则，乃。
⑥ 硁硁：音 kēng，固执。
⑦ 恭：肃敬。
⑧ 敬：慎重。
⑨ 之："到"也。
⑩ 輗：音 ní，古代大车车辕和横木相衔接的销钉。
⑪ 軏：音 yuè，古代车上置于辕的前端与横木相接的销钉。
⑫ 兵：此指士兵。

已而去，于斯三者何先。"曰："去兵。"子贡曰："必不得已而去，于斯二者何先?"曰："去食，自古皆有死，民无信不立。"

7－170 《战国策·秦策一》

昔者子胥忠其君，天下皆欲以为臣；孝己爱其亲，天下皆欲以为子。

7－171 《战国策·秦策五》

曾参孝其亲，天下愿以为子；子胥忠其君，天下愿以为臣。

7－172 《国语·周语下》

言敬①必及天，言忠必及意②，言信必及身③，言仁必及人④，言义必及利⑤，言智必及事⑥，……象天能敬，帅意能忠，思身能信，爱人能仁，利制能义，事建⑦能智。

7－173 《春秋繁露》

《春秋》之义，贵信而贱诈⑧，诈人而胜之，虽有功，君子弗为也。

7－174 《论语·述而》

子以四教：文，行，忠，信。

7－175 《春秋·左襄九年传》

信者，言之端⑨也，善之主也。

7－176 《春秋·左襄二十二年传》

忠信笃敬，上下同之，天之道也。

7－177 《汉书·武帝纪》

夫十室之邑⑩，必有忠信；三人并行，厥⑪有我师。

---

① 敬：严肃。
② 意：意义，内容。
③ 身：自身。
④ 人：推及给别人。
⑤ 利：利于人。
⑥ 事：处事。
⑦ 事建：处理事物。
⑧ 诈：欺诈，欺骗。
⑨ 端：首，开头。
⑩ 邑：人聚居的地方。
⑪ 厥：句首助词。

7 – 178 《春秋·左襄二十七年传》

志以发言，言以出信，信以立志，参①以定之。信亡，何以及三。

7 – 179 《春秋·左成八年传》

君命不贰②，失信不立。

7 – 180 《礼记·表记》

子曰："口惠③而实不至，怨④灾及其身。是故君子与其有诸责也，宁有己怨。"

7 – 181 《礼记·礼器》

忠信，礼之本也；义理⑤，礼之文⑥也。无本不立，无文不行。礼也者，合于天时，设于地财⑦，顺于鬼神，合于人心，理万物者也。

7 – 182 《礼记·礼器》

忠信之人，可以学礼；苟无忠信之人，则礼不虚道⑧，是以得其人之为贵也。

7 – 183 《子华子·孔子赠》

定其精而不摇，保其诚而不亏。

7 – 184 《灵枢·禁服第四十八》

雷公问于黄帝曰："细子⑨得受业，通于《九针》六十篇，旦暮勤服⑩之，近者编绝⑪，远者简垢⑫，然尚讽诵弗置，未尽解于意矣，《外揣》言'浑束为一'，未知所谓也。夫大则无外，小则无内，大小无极，高下无度，束之奈何？士之才力，或有厚薄，智虑褊浅⑬，不能博

---

① 参：配合。此指志、言、信三者配合。
② 贰：怀疑，不信任。
③ 惠："善"也。
④ 怨：埋怨，责备。
⑤ 义理：道理。
⑥ 文：自然界或社会中带有规律性的东西。
⑦ 设于地财：设，陈列，安置；地财，地之所产财物。
⑧ 道："行"也。
⑨ 细子：细，与"大"相对，犹"小"也；细子，即小子。
⑩ 服：从事；在此意为学习，研究。
⑪ 编绝：连属竹简的皮条断绝。
⑫ 简垢：竹简上沾满污垢。
⑬ 褊浅：狭义肤浅。

大深奥，自强于学若细子，细子恐其散于后世，绝于子孙，敢问约之奈何？"黄帝曰："善乎哉问也，此先师之所禁，坐①私传之也，割臂歃血②之盟也，子若欲得之，何不斋乎？"雷公再拜而起曰："请闻命于是也。"乃斋宿③三日而请曰："敢问今日正阳④，细子愿以受盟，黄帝乃与俱入斋室，割臂歃血。"黄帝亲祝曰："今日正阳，歃血传方，有敢背此言者，反受其殃。"雷公再拜曰："细子受之。"黄帝乃左握其手，右授之书，曰："慎之慎之，吾为子言之。凡刺之理，经脉为始，营⑤其所行，知其度量，内刺五藏，外刺六府，审察卫气，为百病母，调其虚实，虚实乃止，泻其血络，血尽不殆矣。"

7-185 《孟子·离娄上》

是故诚者，天之道⑥也；思诚者，人之道也。至⑦诚而不动者，未之有也，不诚未有能动者也。

7-186 《礼记·中庸》

诚者，非自成己⑧而已⑨也，所以成物也。成己，仁也；成物，知⑩也。性之德也，合外内之道也。

7-187 《礼记·中庸》

诚者，物之终始，不诚无物，是故君子诚之为贵。

7-188 《韩诗外传》

与人以实，虽疏必密；与人以虚，虽戚必疏。夫实之与实，如胶如漆；虚之与虚，如薄冰之见昼日⑪，君子可不留意哉！

---

① 坐："责"也，即责备。
② 歃血：歃，音 shà；歃血，古代盟誓时以血涂口旁，以示诚意。
③ 斋宿：即沐浴更衣，素食独宿，以示至诚。
④ 正阳：即正午时分。
⑤ 营：营血周流。
⑥ 道：规律。
⑦ 至：极点。
⑧ 己：自己。
⑨ 已：中止。
⑩ 知：同"智"。
⑪ 昼日：太阳。

7-189《论语·雍也》

子曰："孟之反不伐①，奔而殿②，将入门，策其马，曰：'非敢后也，马不进也。'"

7-190《礼记·大学》

是故君子有大道，必忠信以得之，骄泰③以失之。

7-191《邓析子·转辞》

治世之礼，简而易行；乱世之礼，烦④而难遵。

7-192《孔丛子·公仪》

尊贤以崇德，举善以劝民。

---

① 伐：夸耀。
② 奔而殿：奔，逃跑；殿，行军走在最后。
③ 骄泰：奢侈骄纵。
④ 烦：繁多，烦琐。

第八章　名实规矩

8-1《吕氏春秋·审分览·知度》

督①名审实。

8-2《子华子·虎会问》

循名覆②实。

8-3《邓析子·转辞》

循名责实，实之极也；按实定名，名之极也；参以相平，转而相成，故得之形名。

8-4《荀子·正名》

名也者，所以期累③实也。

8-5《荀子·正名》

名闻而实喻，名之用也。

8-6《吕氏春秋·先识览·正名》

凡乱者，刑名不当也。

8-7《吕氏春秋·先识览·正名》

名正则治，名丧则乱。

8-8《韩非子·定法》

因任④而授官，循名而责实。

---

① 督："责"也。
② 覆：审察。
③ 累：堆集，积聚。
④ 任：职责。

8-9《荀子·正名》

心有征①知，征知则缘②耳而知声可也，缘目而知形可也。然而征知必将待天官③之当簿④其类，然后可也，五官簿之而不知，心征之而无说，则人莫不然谓之不知，此所缘而以同异也，然后随而命之，同则同之，异则异之，单足以喻则单，单不足以喻则兼，单与兼无所相避则共，虽共不为害矣。知异实者之异名也。故使异实者莫不异名也，不可乱也。

8-10《荀子·正名》

故王者之制名，名定而实辨，道行而志通，则慎率民而一焉。

8-11《荀子·正名》

贵贱不明，同异不别；如是，则志必有不喻⑤之患，而事必有困废之祸。故知者为之分别，制名以指实。

8-12《荀子·正名》

散名之加于万物者，则从诸夏之成俗⑥曲期⑦，远方异俗之乡，则因之而为通。

8-13《荀子·正名》

散名之在人者：生之所以然者谓之性；性之和⑧所生，精合感应，不事⑨而自然谓之性。性之好、恶、喜、怒、哀、乐、谓之情。情然而心为之择谓之虑。心虑而能为之动谓之伪⑩；虑积焉，能习焉，而后成谓之伪。正利⑪而为谓之事。正义而为谓之行。所以知之在人者谓之知；知有所合谓之智。智所以能之在人者谓之能（才能）；能有所合谓

---

① 征："召"也。
② 缘："因"也。
③ 天官：此指耳目。
④ 当簿：当，"主"也；簿，簿书也；当簿，意谓主记录。
⑤ 喻：明白。
⑥ 成俗：旧俗。
⑦ 曲期：杨倞注"委曲期会物之名。"
⑧ 和：此指阴阳冲和之气。
⑨ 事：任使也。
⑩ 伪："矫"也。
⑪ 正利：正道之事利。

之能（耐）。性伤谓之病。节遇谓之命：是散名之在人者也，是后王之成名也。

8-14《荀子·正名》

然则何缘而以同异？曰缘天官。凡同类同情者，其天官之意①物也同，故比方之疑似而通，是所以共其约名以相期②也。

8-15《荀子·正名》

心也者，道之工宰③也。道也者，治之经理④也。心合于道，说合于心，辞合于说。正名而期，质请⑤而喻，辨异而不过，推类而不悖⑥，听则合文，辨则尽，故以正道而辨奸，犹引绳以持曲直，是故邪说不能乱，百家无以窜⑦。

8-16《淮南子·缪称训》

禄过其功者损，名过其实者蔽。

8-17《战国策·齐策四》

以⑧喜其为名者，必以骄奢为行。

8-18《春秋繁露·深察名号》

名众于号，号其大全。名也者，名其别离⑨分散也，号凡而略，名详而目，目者，遍辨其事也。凡者，独举其大也。

8-19《春秋繁露·深察名号》

名生于真，非其真弗以为名。名者，圣人之所以真物也。名之为言真也。

8-20《战国策·齐策四》

是故无其实而喜其名者削⑩，无德而望其福者约⑪，无功而受其禄

---

① 意：料想，考虑。
② 期：适会。
③ 工宰：工能成物，宰能主物。
④ 经理：常理。
⑤ 质请：杨倞注"谓若形质自请"。
⑥ 悖：混乱，违反。
⑦ 窜："改"也。
⑧ 以：同"已"；言实未得，即已喜名。
⑨ 分离：分在两地，分散。
⑩ 削：削弱。
⑪ 约："穷"也。

者辱。祸必握①。

8－21 《史记·孔子世家》

夫君子为之必有名，言之必可行。君子于其言，无所苟②而已矣。

8－22 《论语·子路》

名之必可言也，言之必可行也。

8－23 《论语·为政》

知之为知之，不知为不知，是知也。

8－24 《史记·乐书》

故事与时并，名与功偕。

8－25 《淮南子·主术训》

天下多眩③于名声，而寡察其实。

8－26 《论衡·物势》

夫比④不应事，未可谓喻；文不称实，未可谓是也。

8－27 《抱朴子·审举》

夫铨⑤衡不平，则轻重错谬；斗斛不正，则少多⑥混乱。

8－28 《荀子·礼论》

绳墨诚陈⑦矣，则不可欺以曲直；衡诚县⑧矣，则不可欺以轻重；规矩诚设矣，则不可欺以方圆；君子审于礼，则不可欺以诈伪。

8－29 《抱朴子·用刑》

绳曲则奸回⑨萌矣，法废则祸乱滋矣。

8－30 《礼记·深衣》

故规矩取其无私，绳取其直，权衡取其平，故先王贵之。

---

① 握：通"剭"，剭，厚刑。
② 苟：苟且，随便。
③ 眩：通"炫"，"炫耀"也。
④ 比：五家为比。
⑤ 铨："衡"，即秤。
⑥ 少多：复词偏义，此偏于"多"。
⑦ 陈：陈列。
⑧ 县：通"悬"。
⑨ 奸回：邪恶。

198

8-31 《淮南子·修务训》

夫无规矩，虽奚仲①不能以定方圆；无准绳，虽鲁班不能以定曲直。

8-32 《韩非子·诡使》

法令，所以为治也。

8-33 《韩非子·诡使》

夫立法令者，以废私也。

8-34 《韩非子·外储说左上》

法者，见功者与②赏，因能而受官。

8-35 《韩非子·说疑》

法也者，官之所师③也。

8-36 《韩非子·饰邪》

法明则忠臣劝，罚必④则邪臣止。

8-37 《汉书·刑法志》

法者，治之正⑤，所以禁暴而卫善人也。

8-38 《汉书·刑法志》

夫法令者，所以抑暴扶弱，欲其难犯而易避也。

8-39 《荀子·修身》

好法而行，士也；笃志而体⑥，君子也；齐明⑦而不竭，圣人也。

8-40 《韩非子·诡使》

私者，所以乱法也。

8-41 《荀子·君道》

法者，治之端也；君子者，法之原⑧也。

---

① 奚仲：夏代的车正，相传为造车的始祖。
② 与：通"予"，给予。
③ 师：效法，学习。
④ 必：确定。
⑤ 正：符合标准、规范。
⑥ 体：大体。
⑦ 齐明：无所不明。
⑧ 原：本原，根原。

8-42《韩非子·六反》

故法之为道①，前苦而长利。

8-43《慎子·威德一》

法虽不善，犹愈②于无法，所以一人心也。

8-44《管子·明法解》

以法诛罪，则民就死而不怨；以法量功，则民受赏而无德③。

8-45《管子·明法解》

法者，天下之程式④也，万事之仪表⑤也。

8-46《管子·禁藏》

法者，天下之仪⑥也，所以决疑而明是非也，百姓所悬命也。

8-47《管子·明法解》

法度行则国治，私意行则国乱。

8-48《史记·孝文本纪》

法正则民悫⑦，罪当则民从。

8-49《史记·张释之列传》

法者天子所与天下公共也。今法如此而更重之，是法不信于民也。

8-50《史记·孝文本纪》

法者，治之正也，所以禁暴而率⑧善人也。

8-51《周书·于谨列传》

治国之道，必须有法。法者，国之纲纪。

8-52《汉书·元帝纪》

明王之治国也，明好恶而定去就，崇敬让而民兴行，故法设而民不犯，令施而民从。

---

① 道：规律。
② 愈：超过。
③ 无德：德，感德，感激；无德，不必感激。
④ 程式：规程，法式。
⑤ 仪：法则，标准。
⑥ 仪：法度，标准。
⑦ 悫："慤"的异体字，音 què，忠厚，诚实。
⑧ 率：勉励。

8 –53 《汉书·景帝纪》

法令度量，所以禁暴止邪也。

8 –54 《淮南子·说林训》

非规矩不能定方圆，非准绳不能正曲直，用规矩准绳者，亦有规矩准绳焉。

8 –55 《孟子·尽心上》

大匠不为拙①工改废绳墨，羿不为拙射变其彀率②。

8 –56 《抱朴子·用刑》

班倕③不委④规矩，故方圆不戾⑤于物；明君不释法度，故机诈不肆⑥其巧。

8 –57 《春秋繁露·深察名号》

欲审曲直，莫如引绳，欲审是非，莫如引名。名之审于是非也，绳之审于曲直也。诘⑦其名实，观离合，则是非之情不可以相谰⑧已。

8 –58 《潜夫论·三式》

牧守⑨大臣者，诚盛衰之本原也，不可不选练⑩也；法令赏罚者，诚治乱之枢机也，不可不严行也。

8 –59 《汉书·律历志》

权者，铢、两、斤、钧、石也，所以称物平施，知轻重也。

8 –60 《汉书·食货志下》

太公为周立九府圜法⑪：黄金方寸，而重一斤；钱圜函⑫方，轻重

---

① 拙：音 zhuó，笨拙，迟钝。
② 彀率：彀，音 gòu，彀率，弓弩张开的程度。
③ 班倕：倕，音 chuí，班倕，指公输班、倕，均为古代巧匠。
④ 委：丢弃，舍弃。
⑤ 戾：违背。
⑥ 肆：恣纵，放肆。
⑦ 诘：追究。
⑧ 谰：音 lán，抵赖。
⑨ 牧守：州郡的长官。
⑩ 选练：选择干练者。
⑪ 九府圜法；九府，周代掌财物的九种官；圜，指钱币。
⑫ 函：包含（内方形）。

以铢；布帛广二尺二寸为幅，长四丈为匹，故货宝于金，利于刀①，流于泉②，布于布③，束于帛。

8－61《汉书·律历志》

一为一分，十分为寸，十寸为尺，十尺为丈，十丈为引，而五度审④矣。

8－62《汉书·律历志》

度者，分、寸、尺、丈、引也，所以度长短也。

8－63《汉书·律历志》

天之数⑤始于一，终于二十有五。……地之数⑥始于二，终于三十。

8－64《汉书·律历志》

数者，一、十、百、千、万也，所以算数事物，顺性命之理也。

8－65《汉书·律历志》

度长短者不失毫厘⑦，量多，少者不失圭撮⑧，权轻重者不失黍
絫⑨。纪⑩于一，协⑪于十，长于百，大于千，衍于万，其法在算术。

8－66《汉书·律历志》

量者，龠⑫、合⑬、升、斗、斛也，所以量多少也。

8－67《汉书·律历志》

合龠为合，十合为升，十升为斗，十斗为斛，而五量嘉矣⑭。

---

① 刀：刀币。
② 流于泉：流行如泉。
③ 布于布：布于民间。
④ 五度审：五度，指前分、寸、尺、丈、引；审，明白，清楚。
⑤ 天之数：指1、3、5、7、9，其相加之和为25。
⑥ 地之数：指2、4、6、8、10，其相加之和为30。
⑦ 毫厘：形容极短。
⑧ 圭撮：比喻极微之数。
⑨ 黍絫：音 shǔlěi，古时极轻的重量单位。
⑩ 纪：开端。
⑪ 协：相合。
⑫ 龠：音 yuè，古量器名。
⑬ 合：音 gě，容量单位。
⑭ 五量嘉矣：五量，指龠、合、升、斗、斛；嘉，善也。

8–68《汉书·律历志》

一龠容千二百黍，重十二铢，两之为两①，二十四铢为两，十六两为斤，三十斤为钧，四钧为石②。

8–69《春秋繁露·考功名》

不能致功，虽有贤名，不予之赏；官职不废，虽有愚名，不加之罚。

8–70《汉书·刑法志》

德不称位，能不称官，赏不当功，刑不当罪，不祥莫大焉③。

8–71《礼记·曲礼上》

行④，前朱鸟⑤而后玄武，左青龙而右白虎，招摇⑥在上，急缮⑦其怒。

8–72《礼记·乡饮酒义》

东方者春，春之为言蠢⑧也，产万物者圣⑨也。南方者夏，夏之为言假⑩也，养之长之假之仁也。西方者秋，秋之为言愁⑪也，愁之以时察，守义者也。北方者冬，冬之为言中也，中者藏也。是以天子之立也，左圣，乡仁，右义，偝⑫藏也。

东方者春，春之为言蠢也，产万物者也。主人者造之，产万物者也。

8–73《战国策·秦策一》

毛羽不丰满者不可以高飞，文章⑬不成者不可以诛罚，道德不厚⑭

---

① 两之：即十二铢的两倍。
② 石：音 dàn，古重量单位。
③ 莫大焉：没有比这更大的。
④ 行：此指军旅南行。
⑤ 朱鸟、玄武、青龙、白虎：南、北、东、西四方星宿名。
⑥ 招摇：北斗七星。
⑦ 缮：坚劲。
⑧ 蠢：物生动之貌。
⑨ 圣："生"也。
⑩ 假："大"也。
⑪ 愁：音 jiū，"敛"也。
⑫ 偝：音 bèi，同"背"。
⑬ 文章：此指法令。
⑭ 厚："大"也。

者不可以使民，政教不顺者不可以烦①大臣。

8-74《韩诗外传》

君人者，降礼尊贤而王，重法爱民而霸，好利多诈而危，权谋倾覆②而亡。

8-75《礼记·王制》

少而无父者谓之孤，老而无子者谓之独，老而无妻者谓之矜，老而无夫者谓之寡。此四者，天民之穷而无告③者也，皆有常饩④。

8-76《孟子·公孙丑下》

古之为市也，以其所有易其所无者，有司者治⑤之耳。有贱⑥丈夫焉，必求龙断⑦而登之，以左右望而罔⑧市利，人皆以为贱，故从而征⑨之，征商，自此贱丈夫始矣。

8-77《管子·权修》

欲民之正，则微邪不可不禁也，微邪者，大邪之所生也。

8-78《淮南子·说林训》

众曲不容直，众枉⑩不容正；故人众则食狼，狼众则食人。

8-79《荀子·劝学》

邪秽在身，怨之所构⑪。

8-80《尸子·卷上·处道》

国乱则择其邪人而去之，则国治矣；胸中乱则择其邪欲而去之，则德正矣。

---

① 烦："劳"也。
② 倾覆：颠覆，破坏。
③ 告：上报。
④ 饩：音 xì，送人的粮食。
⑤ 治：管理。
⑥ 贱：地位低下。
⑦ 龙断：把持和独占，今通作"垄断"。
⑧ 罔：同"网"，搜罗，收取。
⑨ 征：征收商税。
⑩ 枉：弯曲。
⑪ 构：造成。

8 - 81 《荀子·富国》

德必称①位，位必称禄，禄必称用。由士以上，则必以礼乐节之，众庶百姓，则必以法数制之。

8 - 82 《抱朴子·广譬》

南金不为处幽而自轻，瑾瑶②不以居深而止洁。

8 - 83 《史记·外戚世家》

浴不必江海，要之去垢；马不必骐骥③，要之善走；士不必贤世，要之知道；女不必贵种，要之贞④好。

---

① 称：适宜，相当，下各"称"字同。
② 瑾瑶：皆美玉。
③ 骐骥：良马。
④ 贞：言行一致，妇女守节。

第九章 赏 罚

9-1《春秋·左僖二十八年传》

刑以正邪。

9-2《汉书·武帝纪》

夫刑罚所以防奸也，内长文①所以见②爱也。

9-3《白虎通德论·五刑》

故礼为有知③制，刑为无知设也。

9-4《新唐书·魏征列传》

刑滥则小人道长，赏谬④则君子道消。

9-5《荀子·性恶》

刑不过⑤罪，爵不踰德。

9-6《韩诗外传》

诚⑥恶恶，知刑之本，诚善善，知敬之本。惟诚感神。达乎民心，知刑敬之本，则不怒而威，不言而信。诚德之主也，言之所聚也。

9-7《春秋·左襄六年传》

同罪异罚，非刑也。

9-8《春秋繁露·王道》

诛恶而不得遗细大⑦。

---

① 长文：长，音 zhǎng，长文，"长文德也"，即以有文德者为长。
② 见：同"现"。
③ 知：同"智"。
④ 谬：错误，不合情理。
⑤ 过：超过；刑不过罪，即今之量刑适当。
⑥ 诚：真心诚意。
⑦ 遗细大：遗，遗漏；细，小。

9 –9《史记·循吏列传》

法令所以导民也,刑罚所以禁奸也。

9 –10《荀子·正论》

刑称①罪则治,不称罪则乱。

9 –11《论语·子路》

必也正名乎,……名不正则言不顺,言不顺则事不成,事不成则礼乐不兴,礼乐不兴则刑罚不中,刑罚不中则民无所措手足。

9 –12《礼记·聘义》

刑罚行于国,所诛者乱人也。如此则民顺②治而国安也。

9 –13《淮南子·氾论训》

法度者,所以论③民俗而节缓急④也,器械者,因时变而制宜适(也)。

9 –14《荀子·君子》

刑当罪则威,不当罪则侮⑤,爵⑥当贤则贵,不当贤则贱。

9 –15《抱朴子·用刑》

灸刺惨痛而不可止者,以痊病也;刑法凶丑而不可罢者,以救弊也。

9 –16《白虎通德论·五刑》

圣人治天下必有刑罚何? 所以佐⑦德助治,顺天之度也。故悬爵赏者,示有劝也;设刑罚者,明有所惧也。

9 –17《荀子·君子》

刑罚不怒⑧罪,爵赏不踰德,分然各以其诚通。

9 –18《韩非子·难一》

明主赏不加于无功,罚不加于无罪。

---

① 称:适宜,相当。
② 顺:顺应,依顺。
③ 论:评定。
④ 缓急:意偏于急。
⑤ 侮:轻慢,轻视。
⑥ 爵:爵位。
⑦ 佐:辅助。
⑧ 怒:超过。

9-19《韩非子·外储说在下》

信①赏以尽能,必罚以禁邪。

9-20《鬼谷子·符言》

用赏贵信②,用刑贵正。

9-21《吕氏春秋·孟春纪·去私》

杀人者死,伤人者刑,此所以禁杀伤人也。

9-22《抱朴子·臣节》

明刑而不滥乎所恨,审赏而不加乎附己。

9-23《抱朴子·用刑》

明赏以存正,以罚以闲③邪。

9-24《申鉴·政体》

赏以劝善,罚以惩恶。

9-25《荀子·富国》

赏不行,则贤者不可得④而进也,罚不行,则不肖⑤者不可得而退也。

9-26《荀子·富国》

赏行罚威,则贤者可得而进也,不肖者可得而退也,能不能可得而官也。若是则万物得其宜,事变得应,上得天时,下得地利,中得人和,则财货浑浑⑥如泉源。汸汸⑦如河海,暴暴⑧如丘山。

9-27《春秋繁露·考功名》

有功者赏,有罪者罚,功盛⑨者赏显,罪多者罚重。

---

① 信:"用"也。
② 信:诚实,不欺。
③ 闲:防御。
④ 得:得到。
⑤ 不肖:不贤。
⑥ 浑浑:水流动的样子。
⑦ 汸汸:同滂滂,水多的样子。
⑧ 暴暴:突然高起的意思。
⑨ 盛:"多"也。

9 -28 《韩非子·八说》

计功而行赏，程能①而授事。

9 -29 《荀子·王制》

勉之以庆赏，惩之以刑罚，安②职则畜③，不安职则弃。

9 -30 《汉书·宣帝纪》

有功不赏，有罪不诛，虽唐虞犹不能以化天下。

9 -31 《战国策·秦策一》

罚不讳强大④，赏不私⑤亲近，法及太子，黥劓⑥其傅。期年之后，道不拾遗，民不妄取，兵革大强，诸侯畏惧。

9 -32 《周易·帝纪·文帝下》

位不虚加，禄不妄赐。

9 -33 《国语·越语上》

进则思赏，退则思刑，如此则有常赏。进不用命⑦，退则无耻，如此则有常刑。

9 -34 《春秋繁露·天地之行》

有功者进，无功者退，所以赏罚也。

9 -35 《史记·范睢蔡泽列传》

庸⑧主赏所爱，而罚所恶。明主则不然，赏必加于有功，而刑必断⑨于有罪。

9 -36 《白虎通·谏诤》

赏一善而众臣劝⑩，罚一恶而众臣惧。

----

① 程能：衡量能力。
② 安：乐意。
③ 畜：容纳。
④ 不讳强大：讳，"避"也；强大，指强宗大族。
⑤ 私：窃爱。
⑥ 黥劓：音 qíngyì，黥，即默刑；劓，即割鼻子。
⑦ 用命：用，奉行；命，命令。用命，即听从命令。
⑧ 庸：愚钝，不高明。
⑨ 断：裁决。
⑩ 劝：努力。

9-37 《潜夫论·三式》

赏不隆，则善不劝；罚不重，则恶不惩。

9-38 《史记·范雎蔡泽列传》

明主立①政，有功者不得不赏，有能者不得不官②，劳大者其禄厚，功多者其爵尊，其治③众者其官大。故无能者不敢当职焉，有能者亦不得蔽隐。

9-39 《淮南子·氾论训》

善赏者费少而劝众，善罚者刑省而奸禁，善予者用约④而为德，善取者入多而无怨。

9-40 《淮南子·氾论训》

故圣人因⑤民之所喜而劝善，因民之所恶而禁奸，故赏一人而天下誉之，罚一人而天下畏之，故至⑥赏不费，至刑不滥。

9-41 《吕氏春秋·不苟论·当赏》

凡赏非以爱之也，罚非以恶之也，用观归⑦也。所归善，虽恶之，赏；所归不善，虽爱之，罚。此先王之所以治乱安危也。

9-42 《淮南子·人间训》

中行穆伯攻鼓⑧弗能下，馈闻伦论曰："鼓之啬夫⑨闻伦知之，请无罢武大夫⑩而鼓可得也。"穆伯弗应。左右曰："不折一戟，不伤一卒，而鼓可得也，君奚为弗使？"穆伯曰："闻伦为人佞而不仁，若使闻伦下之，吾可以勿赏乎！若赏之，是赏佞人。佞人得志，是使晋国之武舍仁而为佞，虽得鼓将何所用之，攻城者欲以广⑪地也，得地而不取者，见

---

① 立：制订，订立。
② 官：授官。
③ 治：政绩。
④ 约：少，节俭。
⑤ 因：顺随，顺着。
⑥ 至：需要。
⑦ 归：归依，归附。
⑧ 鼓：古国名。
⑨ 啬夫：古代官名。
⑩ 罢武大夫：罢，通"疲"，劳累；武大夫，即将军。
⑪ 广：扩大。

其本而知其末也。"

9-43《荀子·性恶》

夫人虽有性质美而心辩①知，必将求贤师而事②之，择良友而友之。得贤师而事之，则所闻者尧舜禹汤之道也，得良友而友之，则所见者忠信敬让之行也，身日进于仁义而不自知也，靡③使然也。今与不善人处，则所闻者欺诬诈伪也，所见者汙漫④淫邪贪利之行也，身且加于刑戮而不自知者，靡使然也。

9-44《淮南子·人间训》

郑伯乃以存国之功赏弦高，弦高辞之曰："诞⑤而得赏，则郑国之信废矣，为国而无信，是俗⑥败也。赏一人败国俗者，弗为也。以不信得厚赏，义者弗为也。"遂以其属⑦徙东夷，终身不反⑧。

9-45《孟子·告子下》

长⑨君之恶其罪小，逢⑩君之恶其罪大。

9-46《礼记·表记》

子曰："以德报德，则民有所劝，以怨报怨，则民有所惩。……以德报怨，则宽身⑪之仁也，以怨报德，则刑戮之民也。"

9-47《潜夫论·述赦》

养稊稗⑫者伤禾稼，惠奸宄⑬者贼良民。

9-48《汉书·景帝纪》

歌者，所以发⑭德也；舞者，所以明功也。

---

① 辩：慧，聪明。
② 事：侍奉。
③ 靡：音 mǐ，顺服。
④ 汙漫：汙秽，卑鄙。
⑤ 诞：欺诈。
⑥ 俗：风俗，习俗。
⑦ 属：亲属。
⑧ 反：即"返"。
⑨ 长：滋长，助长。
⑩ 逢：迎合，讨好。
⑪ 宽身：宽，宽容；身，通"信"。
⑫ 稊稗：稊，音 tí，草名；稗，音 bài，稻田中的杂草。
⑬ 宄：音 guǐ，"奸"也，外为盗，内为宄。
⑭ 发：显现。

第九章　赏　罚

9 –49《抱朴子·广譬》

二仪①不能废春秋②以成岁，明主不能舍刑德以致治。

9 –50《淮南子·时则训》

阿③上乱法者诛。

9 –51《淮南子·泰族训》

故法者，治之具也，而非所以为治也。

9 –52《慎子·居人五》

君舍法以心裁轻重，则同功殊赏，同罪殊罚矣，怨之所由生也。

9 –53《慎子·君人五》

大君④任法而弗躬⑤，则事断于法，法之所加，各以分蒙⑥赏罚，而无望于君，是以怨不生而上下和矣。

9 –54《荀子·大略》

有法者以法行，无法者以类举。以其本知其末，以其左知其右，凡百事异理而相守也，庆赏刑罚，通类而后应，政教⑦习俗，相顺而后成。

9 –55《吕氏春秋·似顺论·处方》

法也者众之所同也，贤不肖之所以其力⑧也，谋出乎不可用，事出乎不可同，此为先王之所舍⑨也。

9 –56《淮南子·泰族训》

故有道以统之，法虽少足以化⑩矣；无道以行之，法虽众足以乱矣。

---

① 二仪：指天地。
② 春秋：此指四季。
③ 阿：阿谀。
④ 大君：指天子。
⑤ 躬：亲身，亲自。
⑥ 蒙：受。
⑦ 政教：指刑赏与教化。
⑧ 其力：一疑为"共力"。
⑨ 舍：舍弃。
⑩ 化：教化。

第十章 兵 备

10 - 1《汉书·刑法志》

兵者，所以存亡继绝①，救乱除害也。

10 - 2《孙子·作战篇》

故知兵之将，民之司②命，国家安危之主也。

10 - 3《史记·律书》

兵者，圣人所以讨强暴，平乱世，夷③险阻，救危殆。

10 - 4《白虎通德论·封公侯》

司马顺天④，天者施生。所以主兵何？兵者为诸除害也，所以全其生，卫其养也，故兵称天，寇贼猛兽，皆为除害者所主也。《论语》曰：天下有道，则礼乐征伐，自天子出。司马主兵，言马者，马，阳物。乾⑤之所为行兵用焉，不以伤害为度⑥，故言马也。

10 - 5《淮南子·兵略训》

夫兵者，所以禁暴讨乱也。炎帝为火灾，故黄帝擒之，共工为水害，故颛顼诛之。

10 - 6《吕氏春秋·孟秋纪·荡兵》

兵所自来者久矣，黄炎故用水火矣，共工氏固次⑦作难矣，五帝

---

① 存亡继绝：使灭亡之国复存，断绝之嗣得续。
② 司：掌管。
③ 夷："平"也。
④ 司马顺天：司马，官名；顺天，遵循天道。
⑤ 乾：六十四卦之一，属阳。
⑥ 度：法度，准则。
⑦ 次：依次。

固①相与争矣。递兴废，胜者用事。

10-7《淮南子·兵略训》

千人同心，则得千人（之）力，万人异心，则无一人之用。

10-8《淮南子·兵略训》

兵之来也，以废不义而复有德也。

10-9《孙子·计》

兵者，国之大事，死生之地，存亡之道，不可不察也。……兵者，诡②道也。

10-10《孙子·军争》

无邀正正之旗③，无击堂堂④之陈，此治变者也。

10-11《淮南子·本经训》

故兵者，所以讨暴，非所以为暴也。

10-12《战国策·赵策二》

今秦以大王之力，西举巴蜀，并汉中，东收两周而西迁九鼎⑤，守白马之津⑥。

10-13《孙子·谋攻》

知彼知己，百战不殆。

10-14《吕氏春秋·开春论·期贤》

尝闻君子之用兵，莫见其形，其功已成，其此之谓也。野人⑦之用兵也，鼓声则似雷，号呼则动地，尘气充天，流矢如雨，扶伤舆死⑧，履肠涉血，无罪之民，其死者量⑨于泽矣。而国之存亡，主之死生，犹不可知也，其离仁义亦远矣。

---

① 固：通"故"。
② 诡：欺诈，虚假。
③ 无要正正之旗：无，通"勿"；邀，拦阻，截击；正正，整齐的样子。
④ 堂堂："大"也。
⑤ 九鼎：古代象征国家政权的传国之宝。
⑥ 白马之津：古地名，在今河南滑县东北。
⑦ 野人：未开化的人。
⑧ 舆死：舆，"车"也；死，同尸；舆死，即以车装尸。
⑨ 量：犹"满"也。

10-15《孙子·九地》

投之亡地然后存，陷之死地然后生。

10-16《吕氏春秋·仲秋纪·荡兵》

有以用兵丧其国者，欲偃①天下之兵，悖②。夫兵不可偃也，譬之若水火然，善用之则为福，不能用之则为祸。

10-17《吕氏春秋·孟秋纪·荡兵》

兵之所自来者上③矣，与始有民俱。凡兵也者，威也，威也者，力也。民之有威力，性也。性者，所受于天也，非人之所能为也，武者不能革④，而工者不能移。

10-18《灵枢·玉版第六十》

黄帝曰："余以小针为细物也，夫子乃言上合之于天，下合之于地，中合之于人，余以为过针之意矣。愿闻其故，歧伯曰，何物大于天乎？夫大于针者，惟五兵⑤者焉。五兵者，死之备也，非生之具。且夫人者，天地之镇⑥也，其不可不参乎。夫治民者，亦唯针焉，夫针之与五兵，其孰小乎。"

10-19《荀子·议兵》

彼⑦兵者，所以禁暴除害也，非争夺也。故仁人之兵，所存者神，所过者化⑧，若时雨之降，莫不说喜。

10-20《淮南子·兵略训》

故圣人之用兵也，若栉发耨苗⑨，所去者少，而所利者多矣。

10-21《淮南子·兵略训》

民诚⑩从其令，虽少无畏；民不从令，虽众为寡。

---

① 偃：停息。
② 悖：荒谬。
③ 上：通"尚"，久远。
④ 革：改变。
⑤ 五兵：指五种兵器。
⑥ 镇：意为重要，即天地之间，人最为重要。
⑦ 彼：指示代词"那"，与"此"相对。
⑧ 所过者化：过，给予；化，教化。
⑨ 栉发耨苗：栉，音 zhì，梳理；耨，音 nòu，锄草。
⑩ 诚：真心实意。

10-22 《淮南子·兵略训》

故善用兵者，用其自为用①也。不能用兵者，用其为己用②也。用其自为用，则天下莫不可用也。用其为己用，所得者鲜矣。

10-23 《淮南子·兵略训》

故良将之用卒也，同其心，一③其力，勇者不得独进，怯者不得独退。止如丘山，发如风雨，所凌必破，靡不毁沮④，动如一体，莫之应圉⑤。

10-24 《淮南子·兵略训》

兵之所由来者远矣，黄帝尝与炎帝战矣，颛顼⑥尝与共工争矣。故黄帝战于涿鹿⑦之野，尧战于丹水之浦，舜伐有苗⑧，启攻有扈⑨。自五帝而弗能偃也，又况衰世乎？

10-25 《淮南子·说林训》

得万人之兵，不如闻一言之当。

10-26 《老子》

师之所处，荆棘生焉⑩；大军之后，必有凶年⑪。

10-27 《白虎通·三军》

国有三军何？所以戒非常，伐无道，尊宗庙⑫，重社稷，安不忘危也。

10-28 《老子》

夫佳（惟）兵者，不祥⑬之器，物或恶之，故有道者不处⑭，……

---

① 自为用：（使士卒明白）为自己而战。
② 为己用：（士卒认为）为主帅而战。
③ 一：统一。
④ 靡不毁沮：靡，没有；毁沮，毁坏。
⑤ 圉：音 yǔ，边境。
⑥ 颛顼：音 zhuānxū，古五帝之一。
⑦ 涿鹿：涿，音 zhuō，涿鹿，县名，属河北省。
⑧ 有苗：古部落名。
⑨ 有扈：古国名。
⑩ 荆棘生焉：河上公注，"农事废，田不修"。
⑪ 必有凶年：天应之以恶气。
⑫ 宗庙、社稷：均指国家。
⑬ 祥："善"也。
⑭ 处："当"也。

兵者，不祥之器，非君子之器，不得已而用之。

10-29《淮南子·兵略训》

同利相死，同情相成，同欲相助，顺道而动，天下为嚮①。

10-30《吕氏春秋·恃君览·骄恣》

无备②召祸，专独③位危，简④士壅塞。欲无壅塞必礼士，欲位无危必得众，欲无召祸必完备。

10-31《吕氏春秋·孟秋纪·荡兵》

人曰蚩尤作兵⑤。蚩尤非作兵也，利其械矣，未有蚩尤之时，民固剥⑥林木以战矣。胜者为长，长则犹不足治之，故立君，君又不足以治之，故立天子。

10-32《邓析子·转辞》

喜而便赏，不必当⑦功；怒⑧而便诛，不必值罪。不慎喜怒，赏诛从其意，而欲委任臣下，故亡国相继，弑君不绝。

10-33《淮南子·兵略训》

举事⑨以为人者，众助之；举事以自为者，众去⑩之。众之所助，虽弱必强；众之所去，虽大必亡。

10-34《史记·平津侯主父列传》

且夫怒者逆德也，兵者凶器也，争者末节⑪也。

10-35《孙子·作战》

夫兵久而国利者，未之有也。……故兵贵胜⑫不贵久。

---

① 嚮：音 xiàng，向着，趋向。
② 备：武备。
③ 专独：即独断专行的省称。
④ 简：怠慢，倨傲。
⑤ 兵：兵器。
⑥ 剥："削"也。
⑦ 当：值，遇到。
⑧ 怒："怒者，逆德也"。
⑨ 举事：起事。
⑩ 去：离开。
⑪ 末节：小节，小事。
⑫ 贵胜：贵速取胜。

10-36《战国策·齐策五》

战者，国之残①也。

10-37《孟子·离娄上》

争地以战，杀人盈野，争城以战，杀人盈城，此所谓率土地而食人肉，罪不容于死。故善战者服上刑②，连诸侯③者次之……

10-38《淮南子·兵略训》

善为政者积其德，善用兵者畜④其怒。德积而民可用，怒畜而威可立也。

10-39《淮南子·主术训》

积力之所举，则无不胜也；众智之所为，则无不成也。

10-40《战国策·楚策四》

见兔而顾⑤犬，未为晚也；亡羊而补牢⑥，未为迟也。

10-41《国语·越语下》

古之善用兵者，嬴缩⑦以为常，四时以为纪⑧，无过天极⑨，究⑩数而止。天道皇皇⑪，日月以为常⑫，明者以为法，微者则是行。阳至⑬而阴，阴至而阳，日困⑭而远，月盈而匡⑮。古之善用兵者，因天地之常，与之俱行，后则用阴，先则用阳，近则用柔，远则用刚。

---

① 残：凶恶。
② 服上刑：服，应罚之意；上刑，"重刑"也。
③ 连诸侯：联结诸侯。
④ 畜：收容，容纳。
⑤ 顾：回视。
⑥ 牢：关牲畜的栏圈。
⑦ 嬴缩：进退。
⑧ 纪：犹"法"也。
⑨ 极："至"也。
⑩ 究：穷尽。
⑪ 皇皇：光明的样子。
⑫ 常："象"也。
⑬ 至："极"也。
⑭ 困：穷尽，指日落。
⑮ 匡："亏"也。

10-42《论语·子路》

子曰："善人教民七年，亦可以即戎①矣。"子曰："以不教民②战，是谓弃之。"

10-43《论语·卫灵公》

卫灵公问陈③于孔子。孔子对曰：俎豆之事④，则尝闻之矣，军旅之事，未之学也，明日遂行。

10-44《淮南子·氾论训》

夫三军矫命⑤过之大者也，秦穆公兴兵袭郑，过周而东，郑贾人弦高将西贩牛，道遇秦师于周郑之间，乃矫郑伯之命，犒以十二牛，宾⑥秦师而却之，以存郑国。故事有所至，信反为过，诞⑦反为功。

10-45《抱朴子·务正》

众力并，则万钧不足⑧举也，群智用，则庶绩⑨不足康⑩也。

10-46《鬼谷子·权》

言其有利者，从其所长也；言其有害者，避其所短也。

10-47《邓析子·无厚》

虑不先定不可以应卒⑪，兵不闲习不可以当敌。

---

① 即戎：意为参军。
② 不教民：即不教之民。
③ 陈：即今之"阵"。
④ 俎豆之事：意为礼仪问题。
⑤ 矫命：假托君命。
⑥ 宾秦师：以宾客之礼待秦军。
⑦ 诞：欺骗。
⑧ 不足：不够。
⑨ 庶绩：各种事功。
⑩ 康："举置"也。
⑪ 卒：音义同"猝"，突然事件。

第十一章　医药卫生

11-1《素问·五运行大论》

帝曰："地之为下否①乎？"歧伯曰："地为人之下，太虚②之中者也。"帝曰："冯③乎？"歧伯曰："大气举之也。"

11-2《素问·宝命金形论》

天覆地载，万物悉备，莫贵于人。

11-3《庄子·知北游》

人之生，气之聚也，聚则为生，散则为死。

11-4《荀子·天论》

耳目鼻口形能④，各有接而不相能也，夫是之谓天官⑤。

11-5《素问·阴阳应象大论》

阴阳者，天地⑥之道也，万物之纲纪⑦，变化之父母⑧，生杀之本始⑨，神明之府⑩也。

11-6《灵枢·岁露论》

人与天地相参⑪也，与日月相应也。

---

① 否：音 pǐ，闭塞，阻隔不通。
② 太虚：此指天空。
③ 冯：音 píng，凭靠，依恃。
④ 能：音、义同"态"。
⑤ 官：犹"任"也。
⑥ 天地：泛指自然界。
⑦ 纲纪：意为纲领。
⑧ 父母：在此有起源的意思。
⑨ 本始：有根本之意。
⑩ 神明：神，指事物之变；明，表现于外的征象；府，处所。
⑪ 参：音 cān，配合。

11-7 《素问·宝命全形论》

人生有形，不离阴阳。

11-8 《素问·四气调神大论》

故阴阳四时者，万物之终始也，死生之本也，逆之则灾害生，从之则苛疾①不起，是谓得道。

11-9 《素问·阴阳离合论》

阴阳者，数之可十，推之可百，数之可千，推之可万，万之大，不可胜数②，然其要一③也。

11-10 《淮南子·说林训》

金胜木者，非以一刃残林也；土胜水者，非以一璞④塞江也。

11-11 《素问·藏气法时论》

五行者，金木水火土也，更贵更贱⑤，以知死生，以决成败，而走五藏之气，间甚⑥之时，死生之期也。

11-12 《素问·举痛论》

善言天者，必有验于人；善言古者，必有合于今，善言人者，必有厌⑦于己。

11-13 《灵枢·经水》

若夫八尺之士，皮肉在此，外可度量切循⑧而得之，其死可解剖而视之。

11-14 《灵枢·邪客》

心者，五脏六腑之大主也，精神之所舍⑨也。

---

① 苛疾：苛，"病"也，苛疾，指疾病。一谓苛，通"疴"，疴，病患。
② 不可胜数：胜，尽；不可胜数，数也数不过来。
③ 其要一：要，关键；一，指道。
④ 璞：本指含玉的矿石，此借指土石之类。
⑤ 更贵更贱：更，交替，轮流；贵，"隆"也；贱，"卑"也；贵贱，在此有盛衰之义；如木盛于春衰于秋，火盛于夏衰于冬等。
⑥ 间甚：间，病减轻；甚，病加重。
⑦ 厌：厌与合、验同义。
⑧ 度量切循：度量，测量；切，贴近；循，通"抚"，抚摸。
⑨ 舍：处所，住宅。

11-15 《素问·宣明五气》

五藏所藏，心藏神，肺藏魄，肝藏魂，脾藏意，肾藏志，是谓五藏所藏。

11-16 《素问·五藏别论》

所谓五藏者，藏精气而不写①也，故满而不能实；六腑者，传化物而不藏，故实而不能满也。

11-17 《素问·六微旨大论》

故器者，生化之宇②，器散则分之，生化息矣，故无不出入，无不升降。

11-18 《素问·六微旨大论》

气之升降，天地之更用也。

11-19 《素问·六微旨大论》

天气始于甲，地气始于子，子甲相合，命曰岁立③。

11-20 《素问·天元纪大论》

然天地者，万物之上下也；左右者，阴阳之道路也；水火者，阴阳之征兆也；金木者，生成之终始④也。

11-21 《素问·天元纪大论》

故物生谓之化，物极谓之变，阴阳不测谓之神，神用无方⑤谓之圣。

11-22 《鬼谷子·本经阴符》

心欲安静，虑欲深远。心安静则神明荣⑥，虑深远则计谋成。

11-23 《墨子·贵义》

子墨子曰："唯其可行，譬若药然，草之本，天子食之以顺⑦其疾，

---

① 写：古"泻"字。
② 宇：上下四方空间。
③ 岁立：张介宾注"干支合而六十年之岁气立"。
④ 金木者，生成之终始；木应春，春主生，故木为生之始；金应秋，秋主收成，故金为成之终。
⑤ 神用无方：张介宾注，"神之为用，变化不测，故曰无方。"
⑥ 神明荣：神明，此指人的精神；荣，荣显。
⑦ 顺："退"也。

岂曰一草之本而不食哉。"

故虽贱人也，上比①之农，下比之药，曾不若一草之本乎？

11-24《墨子·辞过》

夫妇节②而天地和，风雨节而五谷孰③，衣服节而肌肤和。

11-25《孔丛子·执节》

死病无良医。

11-26《庄子·田子方》

夫哀莫大于心死。

11-27《素问·调经论》

血气不和，百病乃变化而生。

11-28《礼记·曲礼下》

君有疾饮药，臣先尝之；亲有疾饮药，子先尝之。医不三世④，不服其药。

11-29《尚书·商书·说命上》

若药不瞑眩⑤，厥疾弗瘳⑥。若跣⑦弗视地，厥足用⑧伤。

11-30《周易·无妄·九五》

无妄⑨之疾，勿药有喜。

11-31《礼记·王制》

凡执技以事上者，祝⑩、史、射、御、医、卜及百工。凡执技以事上者，不贰⑪事，不移官。

11-32《淮南子·说林训》

良医者，常治无病之病，故无病。圣人者，常治无患之患，故无

---

① 比：亲近。
② 节：适度。
③ 孰：即熟。
④ 三世：指《黄帝针经》《神农本草经》《素女脉诀》三部医书。
⑤ 瞑眩：头晕目眩。
⑥ 瘳：病愈。
⑦ 跣：音xiǎn，赤足。
⑧ 用：于是。
⑨ 无妄：六十四卦之一，下震上乾，意为真实无伪。
⑩ 祝：又称"祝由"，即祝祷求神的技法。
⑪ 不贰：即专心不移。

患也。

11-33 《素问·四气调神大论》

是故圣人不治已病治未病，不治已乱治未乱，此之谓也。夫病已成而后药之①，乱已成而后治之，譬犹渴而穿井，斗而铸锥②，不亦晚乎！

11-34 《灵枢·师传》

黄帝曰："余闻先师有所心藏，弗著于方③，余愿闻而藏之，则而行之，上以治民，下以治身，使百姓无病，上下和亲，德泽下流，子孙无忧，传于后世，无有终时。"

11-35 《荀子·礼论》

创巨者其日久，痛甚者其愈迟。

11-36 《素问·五藏别论》

拘于鬼神者，不可与言至德；恶④于针石者，不可与言至巧；病不许治者，病必不治，治之无功矣。

11-37 《素问·六微旨大论》

出入废⑤则神机化灭⑥；升降息则气立孤危。故非出入，则无以生长壮老已⑦；非升降，则无以生长化收藏。是以升降出入，无器不有。

11-38 《素问·解精微论》

是以人有德也，则气和于目；有亡，忧知于色。

11-39 《素问·通评虚实论》

邪气盛则实，精气夺⑧则虚。

11-40 《素问·五常政大论》

无⑨盛盛，无虚虚，而遗人夭殃；无致邪，无失正，绝人长命。

---

① 药之：治疗他。
② 锥：当作"兵"，兵，指兵器。
③ 方：古代记载文字的木板，即今之书籍。
④ 恶：音 wù，讨厌，憎恨。
⑤ 废：停止。
⑥ 神机化灭：神机，此指阴阳变化；一指心神；化，造化；灭，灭亡。
⑦ 已：停止，此意为死亡。
⑧ 夺："脱"也，脱，脱失。
⑨ 无：同"勿"，不要。下各"无"字同。

11-41 《素问·五常政大论》

大毒治病，十去其六；常毒治病，十去其七；小毒治病，十去七八；无毒治病，十去其九。谷肉果菜，食养尽之。无使过之，伤其正也。

11-42 《素问·藏气法时论》

毒药攻邪，五谷为养，五果为助，五畜为益，五菜为充，气味合而服之，以补精益气。

11-43 《灵枢·师传》

夫治民与自治，治彼与治此，治小与治大，治国与治家，未有逆而能治之者，夫惟顺而已矣。……百姓人民①，皆欲顺其志也，黄帝曰：顺之奈何？歧伯曰：入国问俗，入家问讳，上堂问礼，临病人问所便。

11-44 《伤寒论·伤寒杂病论》

观今之医，不念思求《经》旨，以演②其所知，各承家技，始终顺归，省疾问病，务在口给③，相对斯须，便处汤药，按寸不及尺，握手不及足，人迎趺阳，三部不参④，动数发息，不满五十。短期未知决诊，九候曾无仿佛⑤；明堂阙庭⑥，尽不见察，所谓管窥而已。

11-45 《淮南子·俶真训》

是故形伤于寒暑燥湿之虐者，形苑⑦而神壮⑧，神伤于喜怒思虑之患者，神尽而形有余。

11-46 《淮南子·俶真训》

是故冻者假兼衣于春，而暍⑨者望冷风于秋。夫有病于内者，必有

---

① 百姓人民：百姓，指百官；人民，指平民。
② 演：推衍，扩大。
③ 口给：口才敏捷，言辞无穷。
④ 参：参验，检验。
⑤ 仿佛：指印象模糊。
⑥ 明堂阙庭：明堂，指鼻子；阙庭，两眉之间。
⑦ 苑：许慎注，"枯"病。
⑧ 壮：许慎注，"伤也"。
⑨ 暍：音 yè，中暑。

色于外矣。夫梣木色青翳而蠃瘉蜗睆①，此皆治目之药也。人无故求此物者，必有蔽其明者。

11-47《淮南子·览冥训》

今夫地黄主属骨，而甘草主生肉之药也，以其属骨责其生肉，以其生肉论其属骨，是犹王孙绰之欲倍②偏枯之药，而欲以生殊死之人，亦可谓失论矣。

11-48《墨子·公孟》

子墨子有疾，跌鼻进而问曰："先生以鬼神为明，能为祸福，善者赏之，为不善者罚之。今先生圣人也，何故有疾，意者先生之言有不善乎？鬼神不明知乎？"子墨子曰："虽使我有病，何遽③不明？人之所得于病者多方，有得之寒暑，有得之劳苦。百门而一门焉，则盗何遽无从。"

11-49《灵枢·玉版第六十》

歧伯曰："窥门而刺④之者，死于家中；入门而刺之者，死于堂上。"黄帝曰："善乎方，明哉道，请著之玉版，以为重宝，传之后世，以为刺禁，令民勿敢犯也。"

11-50《论语·雍也》

伯牛有疾，子问之，自牖⑤执其手，曰："亡之，命矣夫，斯人也而有斯疾也！斯人也而有斯疾也！"

11-51《韩诗外传》

然身何贵也？莫贵于气，人得气则生，失气则死。其气……在吾身耳，不可不慎也。

11-52《淮南子·说林训》

治疽不择善恶丑肉⑥而并割之……岂不虚哉。

---

① 梣木色青翳而蠃瘉蜗睆：梣，音 cén，木名；色，当为"己"字之误。蠃，音 luǒ，蜗牛；瘉，即愈；蜗睆，睆，音 huàn，蜗睆，即白内障。

② 倍：加倍，即增加药量。

③ 遽：音 jù，遂，就。

④ 窥门而刺：窥，音 kuī，窥测；门，气血出入的门户；窥门而刺，意为浅刺。下"入门而刺"，意为深刺。

⑤ 牖：音 yǒu，窗户。

⑥ 善恶丑肉：意为好肉、坏肉。

11-53 《礼记·问丧》

夫悲哀在中，故形变于外也，痛疾在心，故口不甘味，身不安①美也。

11-54 《孟子·离娄上》

犹七年之病，求三年之艾也。

11-55 《礼记·杂记下》

孔子曰："身有疡则浴，首有创则沐，病则饮酒食肉，毁瘠为病，君子不为也。"

11-56 《淮南子·人间训》

夫病温而强之食②，病喝而饮之寒，此众人之所以为养也，而良医之所以为病也。

11-57 《灵枢·玉版第六十》

黄帝曰："夫子之言针甚骏③以配天地，上数天文，下度地纪④，内别五藏，外次六府。经脉二十八会，尽有周纪⑤，能杀生人，不能起死者，子能反之乎？"歧伯曰："能杀生人，不能起死者也。黄帝曰：余闻之，则为不仁，然愿闻其道，弗行于人。"歧伯曰："是明道也，其必然也，其如刀剑之可以杀人，如饮酒使人醉也，虽勿诊，犹可知矣。"

11-58 《鬼谷子·权》

……病者感衰气而不神⑥也，怨者肠绝而无主也，忧者闭塞而不泄也，怒者妄动而不治也，喜者宣散而无要⑦也。此五者，精则用之，利则行之。

11-59 《素问·宝命全形论篇第二十五》

刺虚者须其实，刺实者须其虚。经气已至，慎守勿失，深浅在志，

---

① 安：安适，安逸。
② 强之食：正餐之外加以零食，是为强食。
③ 骏："大"也。
④ 地纪：地理。
⑤ 周纪：即经气周流规律。
⑥ 神：或作"申"。
⑦ 要："约"也。

远近若一，如临深渊，手如握虎，神无营①于众物。

11-60《淮南子·泰族训》

所以贵②扁鹊者，非贵其随病而调药，贵其擪③息脉血，知疾之所从生也。所以贵圣人者，非贵（其）随罪而鉴刑也，贵其知乱之所由起也。

11-61《淮南子·人间训》

患至而后忧之，是由病者已倦而索良医也，虽有扁鹊、俞跗之巧，犹不能生也。

11-62《淮南子·精神训》

夫孔窍者，精神之户牖也；而气志者，五藏之使候④也。耳目淫于声色之乐，则五藏摇动而不定矣；五藏摇动而不定，则血气滔荡⑤而不休矣；血气滔荡而不休，则精神驰骋于外而不守矣；精神驰骋于外而不守，则祸福之至，虽如丘山无由识之矣。……夫精神者之不可使外淫⑥也。是故五色乱目使目不明，五声哗耳使耳不聪，五味乱口使口爽⑦伤，趣舍⑧滑心使行飞扬⑨。此四者，天下之所养性也，然皆人累⑩也。故曰嗜欲者，使人之气越，而好憎者，使人之心劳，弗疾去则志气日耗。

11-63《韩非子·存韩》

秦之有韩，若人之有腹心之疾也，虚处则然，若居湿地，著而不去，以极走⑪则发矣。

---

① 营：犹"乱"也。
② 贵：尊重。
③ 擪：音 yè，用手指按压。
④ 使候：出使瞭望。
⑤ 滔荡：激荡。
⑥ 外淫：向外散发。
⑦ 爽："伤"也。
⑧ 趣舍：进取或退止。
⑨ 飞扬：不循轨道。
⑩ 累：牵累。
⑪ 走："跑"也。

11-64 《文选·张平子西京赋》

所好生毛羽，所恶成创痏①。

11-65 《灵枢·本神》

故智者之养生也，必顺四时而适寒暑，和喜怒而安居处，节阴阳②而调刚柔。

11-66 《文子·下德》

治身，太上③养神，其次养形，神清意平，百节皆宁，养生之本也。肥肌肤，充腹肠，供嗜欲，养生之末也。

11-67 《礼记·射义》

酒者，所以养老也，所以养病也。

11-68 《素问·举痛论》

血气者，人之神，不可不谨养。

11-69 《论语·乡党》

食不语，寝不言。

11-70 《论语·乡党》

食不厌精，脍不厌细，食饐而餲④，鱼馁而肉败⑤，不食。色恶不食，臭恶不食，失饪不食，不时⑥不食。……不撤姜食，不多食。

11-71 《春秋·左僖二十三年传》

男女同姓，其生不蕃。

11-72 《白虎通·嫁娶》

娶三国女何？广异类⑦也，恐一国血脉相似俱无子也。

---

① 痏：音 wěi，"伤"也。
② 节阴阳：即调节房事活动。
③ 太上：指远古时代。
④ 饐而餲：饐，音 yì，餲，音 ài，饮食经久腐臭。
⑤ 鱼馁而肉败：馁，音 něi，鱼腐烂；败，肉腐烂。
⑥ 不时：当指非进食之时。
⑦ 广异类：广，众多；异类，此指不同血缘关系的人。

11－73《礼记·郊特牲》

夫昏①礼，万世之始也，取②于异姓，所以附远厚别③也。

11－74《礼记·坊记》

子云："娶妻不娶同姓，以厚别也。"故买妾不知其姓则卜之，以此坊④民，《鲁春秋》犹去夫人之姓曰"吴"，其死曰"孟子卒"。

11－75《素问·金匮真言论》

非其人勿教，非其真勿授。

11－76《素问·气交变大论》

得其人不教，是谓失道；传非其人，慢⑤泄天宝。

11－77《灵枢·官能第七十三》

黄帝问于歧伯曰："余闻《九针》于夫子，众多矣，不可胜数，余推而论之，以为一纪⑥，余司⑦诵之，子听其理，非则语余，请其正道，令可久传，后世无患，得其人乃传，非其人勿言。"

11－78《灵枢·阴阳二十五人第六十四》

愿闻二十五人之形，血气之所生，别而以候，从外知内何如？歧伯曰："悉乎哉问也，此先师之秘也，虽伯高犹不能明之也。"黄帝避席遵循而却⑧曰："余闻之得其人弗教，是谓重失⑨，得而泄之，天将厌之，余闻得而明之，金匮藏之，不敢扬之。"

11－79《灵枢经·叙》

夫为医者，在读医书耳，读而不能为医者有矣，未有不读而能为医者也。不读医书，又非世业⑩，杀人尤毒于梃刃。

---

① 昏：同"婚"。
② 取："娶"也。
③ 附远厚别：附，"托"也；厚，"重"也。
④ 坊：即"防"。
⑤ 慢：随便。
⑥ 一纪：意为整理归类。
⑦ 司：掌管。
⑧ 遵循而却：遵行，同逡巡，后退的样子；却，即却步不前。
⑨ 重失：严重损失。
⑩ 世业：世代相传的事业。

11 –80《鬼谷子·权》

无目者，不可示以五色；无耳者，不可告以五音。

11 –81《春秋·左昭元年传》

内官①不及同姓，其生不殖②。

11 –82《淮南子·氾论训》

目中有疵③，不害于视，不可灼④也。喉中有病，无害于息，不可凿也。

---

① 内官：宫廷中的女官。
② 殖："长"也。
③ 疵：音 cī，小毛病。
④ 灼：烧、烤疗法。

第十二章　综　合

12 -1《孟子·尽心上》

居移①气，养移体。

12 -2《国语·晋语三》

夫人美于中，必播于外，而越②于民，民实戴之。恶亦如之，故行不可不慎也。

12 -3《荀子·荣辱》

越人安越，楚人安楚，君子安雅。

12 -4《韩诗外传》

任重道远者，不择地而息，家贫亲③老者，不择官而仕。

12 -5《韩诗外传》

道虽近，不行不至；事虽小，不为不成。

12 -6《韩诗外传》

茧之性为丝，弗得女工燔④以沸汤，抽其统⑤理，则不成为丝。卵⑥之性为雏⑦，不得良鸡覆伏孚育，积日累久，则不成为雏。

12 -7《国语·周语下》

夫目以处义⑧，足以践德，口以庇⑨信，耳以听名者也，故不可不

---

① 移：移易。

② 越：宣扬。

③ 亲：亲近。

④ 燔：焚烧，煮。

⑤ 统：丝的头绪。

⑥ 卵：鸡蛋。

⑦ 雏：小鸡。

⑧ 义：通宜。

⑨ 庇：音 bì，相符合。

慎也。偏丧有咎，既丧则国从之。

12-8《孟子·梁惠王上》

（齐宣王）曰："不为者与不能者之形何以异?"（孟子）曰："挟大山以超北海，语人曰我不能，是诚不能也。为长者折枝①，语人曰我不能，是不为也，非不能也。"

12-9《论语·子张》

子夏曰："小人之过也必文②。"

12-10《论语·述而》

用之则行，舍之则藏。

12-11《荀子·子道》

奋③于言者华④，奋于行者伐，色知⑤而有能者小人也。

12-12《说苑·政理》

夫耳闻之不如目见之，目见之不如足践之，足践之不如手辨之。

12-13《战国策·齐策三》

谋泄者事无功，计不决者名不成。

12-14《淮南子·齐俗训》

伊尹之兴土功⑥也，修胫者使之跖钁⑦，强脊者使之负土，眇者使之准⑧，伛⑨者使之涂。各有所宜，而人性齐矣。

12-15《韩非子·五蠹》

长袖善舞，多钱善贾⑩。

① 折枝：枝，通肢，折肢，即今之推拿按摩。
② 文：掩饰。
③ 奋："振矜"也。
④ 华：浮华，虚华。
⑤ 色知：色，此指面部表情；知，表现，显露。
⑥ 土功：土木建筑。
⑦ 跖：跖，音 zhí，踩；钁，一说当作"铧"，挖土的工具。
⑧ 眇者使之准：眇者，一只眼的人；准，使之平整（土地）。
⑨ 伛：曲背。
⑩ 贾：音 gǔ，做生意。

12-16 《尚书·虞书·尧典》

帝曰："畴咨①，若予采②。"欢兜曰："都③，共工方鸠僝功④。"帝曰："吁，静言庸违⑤，象恭滔⑥天。"

12-17 《战国策·齐策三》

故物舍⑦其所长，之⑧其所短，尧亦有所不及矣。

12-18 《淮南子·说林训》

人食矾石而死，蚕食之而不饥；鱼食巴菽⑨而死，鼠食之而肥，类不可必推。

12-19 《淮南子·齐俗训》

伐楩柟豫樟⑩而剖梨⑪之，或为棺椁，或为柱梁，披断拨檖⑫所用万方，然一木之朴也。

12-20 《吕氏春秋·孟冬纪·异同》

仁人之得饴，以养疾侍⑬老也，跖与企足⑭得饴，以开闭取键⑮也。

12-21 《淮南子·说林训》

柳下惠⑯见饴，曰"可以养老"；盗跖见饴，曰"可以粘牡"。见物同而用之异。

---

① 畴咨：畴，谁；咨，语气词。
② 若予采：若，善；采，事。
③ 都：语气词。
④ 方鸠僝功：方，广大；鸠，同"纠"，聚集之意；僝，音 zhuàn，具备。
⑤ 静言庸违：静言，美言，巧言；庸，用，实行。
⑥ 滔：慆之借字；慆，怠慢。
⑦ 舍："收"也。
⑧ 之：犹"用"也。
⑨ 巴菽：菽，豆类总称；巴菽，即巴豆。
⑩ 楩柟豫樟：楩，音 pián，一种大树；柟，音 nán，一种常绿乔木；豫樟，樟类大木。
⑪ 梨：剖开，分离。
⑫ 披断拨檖：披，分解；拨，析理；檖，当为"遂"，顺。
⑬ 侍："养"也。
⑭ 跖与企足：皆古之大盗。
⑮ 键：亦作楗，或作牡，即门栓。
⑯ 柳下惠：春秋时鲁国大夫展禽。

12-22《庄子》

宋人资章甫①而适诸②越，越人断发文身，无所用之。

12-23《荀子·王霸》

人主者，以官③人为能者也。匹夫者，以自能为能者也。

12-24《淮南子·精神训》

知冬日之箑④，夏日之裘，无用于己，则万物之变为尘埃矣。

12-25《淮南子·修务训》

知⑤者之所短，不若愚者之所修⑥。贤者之所不足，不若众人之有余。

12-26《吕氏春秋·仲春纪·功名》

以狸致鼠⑦，以冰致蝇，虽工不能。以茹鱼⑧去蝇，蝇愈至，不可禁。

12-27《抱朴子·喻蔽》

音为知者珍，书为识者传。

12-28《抱朴子·金丹》

书为晓者传，事为识者贵。

12-29《尚书·商书·说命下》

若作酒醴，尔惟曲蘖⑨。若作和羹，不惟盐梅。

12-30《战国策·越策一》

且物固有势异而患同者，又有势同而患异者。

12-31《淮南子·说林训》

百梅足以为百人酸，一梅不足以为一人和。

---

① 章甫：古冠名。
② 适诸：到达。
③ 官："任"也。
④ 箑：音 shà，扇子。
⑤ 知：通"智"。
⑥ 修："长"也。
⑦ 以狸致鼠：狸，山猫；致，招引，引来。
⑧ 茹鱼：腐烂发臭的鱼。
⑨ 尔惟曲蘖：尔，表陈述语气；曲蘖，酒母。

12-32《尹文子·大道上》

贵圣人之治，不贵其独治，贵其能与众共治；贵工倕①之巧；不贵其独巧，贵其能与众共巧也。

12-33《淮南子·主术训》

乘②众人之智，则天下之不足有也，专用其心，则独身③不能保也。

12-34《孙子·军争》

夫金鼓旌旗者，所以一④民之耳目也。民既专一，则勇者不得独进，怯者不得独退，此用众之法也。

12-35《孔丛子·独治》

武者可以进取，文者可以守成。

12-36《战国策·赵策二》

乡异而用⑤变，事异而礼易。是故圣人苟可以利其民，不一其用，果可以便其事，不同其礼。

12-37《论语·子张》

子夏之门人，问交⑥于子张，子张曰："子夏云何？"对曰："子夏曰，可者与之，其不可者拒之。"子张曰："异乎吾所闻，君子尊贤而容众，嘉善而矜不能⑦。我之大贤与；于人何所不容？我之不贤与，人将拒我，如之何其拒人也！"

12-38《韩诗外传》

故独视不若与众视之明也，独听不若与众听之聪也，独虑不若与众虑之工⑧也。

---

① 倕：音 chuí，古代巧匠名。
② 乘：践踏。
③ 独身：只身，单身。
④ 一：统一，划一。
⑤ 用："行"也。
⑥ 交：结交，交往。
⑦ 嘉善而矜不能：嘉，赞扬，表彰；矜，戒惧，谨慎。
⑧ 工：通"功"。

12 – 39 《春秋·左僖十五年传》

重怒难任①，陵②人不祥。

12 – 40 《论语·学而》

子曰："道③千乘之国④，敬事而信，节用而爱人，使民以时⑤。"

12 – 41 《淮南子·齐俗训》

夫胡人见黂⑥，不知其可以为布也，越人见毳⑦，不知其可以为旃⑧也。故不通于物者，难与言化。

12 – 42 《淮南子·齐俗训》

胡人便⑨于马，越人便于舟，异形殊类，易⑩事而悖，失处而贱，得势而贵。

12 – 43 《淮南子·说林训》

圣人之于道，犹葵之于日，虽不能与终始哉，其乡⑪之诚也。

12 – 44 《鹖冠子·近迭》

欲知来者察往，欲知古者察今。

12 – 45 《申鉴·政体》

君主所以动天地，应神明⑫，正万物而成王治者，必本乎真实而已。

12 – 46 《春秋繁露·立元神》

考其往行，验之于今。

12 – 47 《韩诗外传》

明镜者，所以照形也。往古者，所以知今也。

---

① 任："当"也。
② 陵：陵驾。
③ 道：此为治理的意思。
④ 千乘之国：具有千辆战车的国家；意为大国。
⑤ 使民以时：使人民按时耕作。
⑥ 黂：音 fén，一种粗麻，可以加工织布。
⑦ 毳：音 cuì，鸟兽的细毛。
⑧ 旃：音 zhān，通"毡"，一种毛织品。
⑨ 便：熟习，擅长。
⑩ 易：变易，改变。
⑪ 乡：音 xiàng，趋向。
⑫ 神明：即神祇。

12-48《史记·蔡泽列传》

鉴于水者①，见面之容，鉴于人者，知吉与凶。

12-49《新唐者·魏征列传》

以铜为鉴，可正衣冠，以古为鉴，可知兴替；以人为鉴，可明得失。

12-50《说苑·杂言》

丹之所苦藏②者赤，乌之所藏者黑。

12-51《鬼谷子·摩》

物类相应。

12-52《荀子·王制》

有法者以法行，无法者以类举。

12-53《鬼谷子·本经阴符》

天地无极，人事无穷，各以成其类。

12-54《淮南子·说林训》

月盛衰于上，则赢蛖③应于下。同气相动，不可以为远。

12-55《淮南子·天文训》

日者，阳之主也，是故春夏则群兽除④，日至⑤而麋鹿解。月者，阴之宗也，是以月虚⑥而鱼脑减，月死⑦而赢蛖膲⑧。

12-56《淮南子·说林训》

兽同足者相从游，鸟同翼者相从翔。

12-57《淮南子·说林训》

行合趋同，千里相从。趣⑨不合，行不同，对门不通。

---

① 鉴于水者：以水作镜子的人。
② 藏："积"也。
③ 赢蛖：赢，音 luǒ，蜗牛；蛖，音 bàng，同蚌。
④ 除：兽换毛。
⑤ 日至：指冬至、夏至。
⑥ 月虚：指月亏。
⑦ 月死：古指农历二十三至月底。
⑧ 膲：音 jiāo，肉不丰满。
⑨ 趣：志趣。

12-58《淮南子·天文训》

物类相动①，本标相应。

12-59《庄子·渔父》

同类相从，同声相应。

12-60《白虎通·礼乐》

同声相应，同气相求②。

12-61《孔丛子·杂训》

同声者相求，同志③者相好。

12-62《鬼谷子·反应》

同声相呼，实④理同归。

12-63《史记·吴王濞列传》

同恶⑤相助，同好相留，同情相成，同俗相趋，同利相死。

12-64《潜夫论·本政》

方以类聚，物以群分，同明⑥相见，同听相闻，唯圣知圣，唯贤知贤。

12-65《史记·乐书》

方以类聚，物以群分，则性命不同矣。

12-66《春秋繁露·同类相动》

气同则会⑦，声比⑧则应。

12-67《战国策·中山策》

同欲者相憎，同忧者相亲。

12-68《孟子·告子上》

故凡同类者，举⑨相似也，何独至于人而疑之，圣人与我同类者。

---

① 动：感应。
② 求：招引，感应。
③ 同志：志向相同。
④ 实，通"寔"，"是"也。
⑤ 恶：困厄。
⑥ 明：眼睛，视力。
⑦ 会：投合。
⑧ 比：亲合。
⑨ 举：都，全。

第十二章 综 合

12-69《周易·乾·文言》

同声相应，同气相求，水流湿，火就①燥，云从龙，风从虎，圣人作②而万物睹，本乎天者亲上，本乎地者亲下，则各从其类也。

12-70《荀子·大略》

均薪施火，火就燥；平地注水，水流湿。夫类之相从也，如此之箸③也。以友观人，焉所疑。

12-71《荀子·劝学》

施薪若一，火就燥也；平地若一，水就湿也；草木畴④生，禽兽群焉，物各从其类也。

12-72《春秋繁露·同类相动》

平地注水，去燥就湿；均薪施火，去湿就燥。

12-73《淮南子·天文训》

火上荨⑤，水下流，故鸟飞而高，鱼动而下，物类⑥相动，本标相应。故阳燧⑦见日则燃而为火，方诸⑧见月则津⑨而为水。

12-74《战国策·齐策三》

夫鸟同翼者而聚居，兽同足者而俱行。

12-75《荀子·解蔽》

何以知道？曰"心"。心何以知？曰"虚壹⑩而静"。心未尝不臧⑪也，然而有所谓"虚"。心未尝不满也，然而有所谓"一"。心未尝不动也，然而有所谓"静"。

12-76《淮南子·诠言训》

贾多端则贫，工多技则穷，心不一也。

---

① 就：凑近，靠近。
② 作："起"也。
③ 箸：明显。
④ 畴：音 chóu，同类。
⑤ 荨：音 qián，通"覃"，覃，蔓延。
⑥ 物类：万物的种类。
⑦ 阳燧：古以日取火的凹面铜镜。
⑧ 方诸：古代于月下承露取水之器，多以铜铸。
⑨ 津：生津。
⑩ 虚壹：虚，空虚；壹，也作"一"，专一。
⑪ 臧：同"藏"。

12-77《荀子·解蔽》

人生而有知，知而有志，志也者臧也，然而有所谓"虚"，不以己所臧害所将受谓之虚。心生而有知，知而有异，异也者同时兼知之，同时兼知之，两也，然而有所谓一，不以夫一害此一谓之壹。心卧则梦，偷①则自行，使之则谋，故心未尝不动也，然而有所谓静，不以梦剧乱知谓之静，未得道而求道者，谓之"虚壹而静"。

12-78《淮南子·说林训》

三人成市虎②。

12-79《孟子·告子上》

今夫奕③之为数④，小数也，不专心致志则不得也。奕秋，通国之善奕者也。使奕秋诲二人奕，其一人专心致志，唯奕秋之为听，一人虽听之，一心以为有鸿鹄⑤将至，思援弓缴⑥而射之。虽与之俱学，弗若之矣。为是其智弗若与？曰非然也。

12-80《荀子·成相篇》

治之经⑦，礼与刑，君子以修⑧百姓宁，明德慎罚，国家既治四海平。治之志，后埶⑨富，君子诚之好以待，处之敦固⑩，有深藏之能远思。思乃精，志之荣，好而壹之神以成，精神相反，一而不贰为圣人。治之道，美不老，君子由之佼⑪以好，下以教诲子弟，上以事祖考。

12-81《淮南子·兵略训》

五指之更弹，不若卷手之一挃⑫。万人之更进，不如百人之俱

---

① 偷：轻薄，不庄重。
② 三人成市虎：原注"三人从市中来，皆言市中有虎，市非虎处，而人信以为有虎。故曰三人成市虎"。
③ 奕：围棋。
④ 数：技术。
⑤ 鸿鹄：即鹄，鹄，天鹅。
⑥ 缴：音 zhuó，系有丝线的箭。
⑦ 经：义理，法则。
⑧ 修：善。
⑨ 埶：音 yì，种植。
⑩ 敦固：朴实坚定。
⑪ 佼：超出一般。
⑫ 挃：音 zhì，撞，捣。

第十二章 综合

至也。

12-82《淮南子·缪称训》

人之情,于害之中争取小焉,于利之中争取大焉。故同味而嗜厚脯①者,必其甘之者也,同师而超群者,必其乐之者也。

12-83《庄子·庚桑楚》

奔蜂②不能化藿蠋③,越鸡不能伏鹄卵④。

12-84《淮南子·精神训》

夫仇由⑤贪大之钟赂而亡其国;虞君利垂棘之璧而擒其身;献公⑥艳骊姬⑦之美而乱四世;桓公甘易牙之和⑧而不以时葬;胡王⑨淫女乐之娱而亡上地⑩。使此五君者,适情辞余⑪,以已为度,不随物而动,岂有此大患哉!

12-85《抱朴子·用刑》

治难于其易,去恶于其微。

12-86《孟子·梁惠王下》

春省⑫耕而补不足,秋省敛⑬而助不给。

12-87《春秋繁露·俞序》

爱人之大者,莫大于思患⑭而豫防之。

---

① 脯:音 pò,切成块的干肉。
② 奔蜂:小土蜂。
③ 藿蠋:音 huózhú,豆叶虫。
④ 鹄卵:天鹅蛋。
⑤ 仇由:春秋时国名。
⑥ 献公:春秋晋君。
⑦ 骊姬:春秋骊戎氏之女,献公夺而立为夫人。
⑧ 桓公甘易牙之和:桓公,春秋齐君;易牙,桓公宠臣,以其大儿子的肉煨汤献给桓公;和,调和五味。
⑨ 胡王:春秋时西戎之君。
⑩ 上地:上好之地。
⑪ 适情辞余:适情,节制情欲;余,指多余的奢欲。
⑫ 省:音 xǐng,察看。
⑬ 敛:收获。
⑭ 患:祸害,灾难。

12 -88《史记·司马相如列传》

明者远见于未萌，而智者避危于无形，祸固①多藏于隐微，而发于人之所忽者也。

12 -89《备急千金要方·序例》

存不忘亡，安不忘危，大圣之至教；求民之瘼②，恤民之隐，贤人之用心。

12 -90《老子》第六十四章

其安易持③，其未兆④易谋，其脆易泮⑤，其微易散，为之于未有，治之于未乱。

12 -91《庄子·山木》

直木先伐，甘井先竭。

12 -92《国语·晋语一》

抑⑥君亦乐其吉，而备其凶，凶之无有，备之何害，若其有凶，备之为瘳⑦。

12 -93《淮南子·修务训》

世俗之人，多尊古而贱今，故为道者⑧，必托之于神农黄帝，而后能入说。

12 -94《荀子·天论》

故明于天人之分，则可谓至人⑨矣。

12 -95《潜夫论·浮侈》

慎微防萌，以断其邪。

---

① 固：本来。
② 瘼：音 mò，疾苦。
③ 持：守持。
④ 未兆：未有形兆。
⑤ 泮：通"判"，判，分，散。
⑥ 抑：句首助词。
⑦ 瘳：音 chōu，减损。
⑧ 为道者：指著书立说者。
⑨ 至人：指道德修养达到最高境界的人。

12-96《周易·乾·文言》

闲邪①存其诚。

12-97《周易·系辞上》

慢藏诲盗②,冶③容诲淫。

12-98《周易·系辞下》

二人同心,其利断金,同心之言,其臭如兰④。

12-99《韩诗外传》

夫传者,久则愈略,近则愈详。略则举⑤大,详则举细。故愚者闻其大不知其细,闻其细不知其大。

12-100《吕氏春秋·慎大览·察今》

察己则可以知人,察今则可以知古。

12-101《论语·季氏》

有国有家者⑥,不患寡⑦而患不均,不患贫⑧而患不安,盖均无贫,和无寡,安无倾。

12-102《淮南子·氾论训》

天地之气,莫大于和,和者,阴阳调,日夜分而生物,春分而生,秋分而成,生之与成,必得和之精⑨。

12-103《礼记·杂记下》

张而不弛,文武弗为也。弛而弗张,文武弗为也;一张一弛,文武之道也。

12-104《礼记·中庸》

喜怒哀乐之未发谓之中⑩,发而皆中节⑪谓之和。中也者,天下之

---

① 闲邪:闲,防御;闲邪,防御邪气。
② 慢藏诲盗:慢,迟缓;诲,诱使。
③ 冶:艳丽,妖媚。
④ 兰:兰草类植物,其气芳香。
⑤ 举:谈论,称引。
⑥ 有国有家者:国指诸侯,家指大夫。
⑦ 寡:据后文当作"贫"。
⑧ 贫:据下文当作"寡"。
⑨ 精:"气"也。
⑩ 中:不偏不倚。
⑪ 中节:中,符合;节,常理。

大本也；和也者，天下之达道①也。致中和，天地位焉，万物育焉。

12-105《荀子·王制》

公平者，职之衡②也；中和者，听之绳也。

12-106《尚书·商书·仲虺之诰》

谓人莫己若③者亡。

12-107《周易·系辞上》

夫乾，其静也专④，其动也直，是以大生焉；夫坤，其静也翕⑤，其动也辟⑥，是以广生焉。

12-108《尚书·虞书·尧典》

（帝尧）乃命羲和⑦，钦若昊天⑧，历象⑨日月星辰，敬授人时。

12-109《尚书·虞书·尧典》

帝曰："咨⑩！四岳⑪，汤汤⑫洪水方割，荡荡⑬怀山襄陵⑭，浩浩滔天⑮，下民其咨，有能俾乂⑯。"佥⑰曰："于！鲧哉。"帝曰："吁。咈⑱哉，方命圮⑲族。"岳曰："异哉，试可乃已"，帝曰："往钦⑳哉"。九载绩用弗成。

---

① 达道：大家必须共同遵循的道理。
② 衡：准则，标准。
③ 莫己若：即"莫若己"。
④ 专：通"抟"，积聚。
⑤ 翕：音 xī，收敛，闭合。
⑥ 辟：开启，打开。
⑦ 羲和：羲氏、和氏，相传为掌管天地四财的官。
⑧ 钦若昊天：钦，敬；若，顺从；昊，音 hào，宽广的样子。
⑨ 历象：历，计算；象，天象。
⑩ 咨：语气词。
⑪ 四岳：官名，四方诸侯之长。
⑫ 汤汤：水势涌流的样子。
⑬ 荡荡：大水漫流的样子。
⑭ 襄：上，淹没。
⑮ 浩浩滔天：浩浩，水势盛大无际；滔，漫过。
⑯ 乂：音 yì，治理。
⑰ 佥：音 qiān，都。
⑱ 咈：音 fú，违背。
⑲ 圮：圮，音 pǐ，毁坏。
⑳ 钦：专心谨慎。

12−110 《韩诗外传》

笃①爱而不夺，厚施而不伐。见人有善，欣然乐之。见人不善，惕然掩之，有其过而兼包之。授衣以最②，授食以多。法下易由③，事寡易为。是以中立而为人父母也。

12−111 《战国策·齐策六》

跖之狗吠④尧，非贵跖而贱尧也，狗固吠非其主也。

12−112 《韩诗外传》

虽有国士⑤之力，不能自举⑥其身，非无力也，势不便也。

12−113 《淮南子·修务训》

夫地势水东流，人必事⑦焉，然后水潦⑧得谷行；禾稼春生，人必加功焉，故五谷得遂长。听其自流，待其自生，则鲧禹之功不立而后稷⑨之智不用。若吾所谓无为者，私志不得入公道，耆欲不得枉⑩正术，循理而举事，固资而立权，自然之势，而曲故不得容者，政事而身弗伐，功立而名弗有，非谓其感而不应，攻而不动者，若夫以大火燢⑪井，以淮灌山，此用已而背自然，故谓之有为。

12−114 《礼记·杂记下》

君子⑫有五耻：居其位无其言，君子耻之；有其言无其行，君子耻之；既得之而又失之，君子耻之；地有余而民不足，君子耻之；众寡均而倍焉⑬，君子耻之。

---

① 笃：专一。
② 最：程度副词，相当于"极"。
③ 由：践行。
④ 吠：狗叫。
⑤ 国士：勇力冠于全国的人。
⑥ 举："举"的俗字。
⑦ 事：治理。
⑧ 水潦：雨水。
⑨ 后稷：为舜的农官。
⑩ 枉："乱"也。
⑪ 燢；音 hàn，干燥。
⑫ 君子：指为政、为学之人。
⑬ 倍焉：使己之功倍于人之功。

12-115《淮南子·缪称训》

夫织者日以进，耕者日以却①，事相反，成功一也。

12-116《淮南子·齐俗训》

骐骥千里，一日而通；驽马十舍②，旬亦如之。

12-117《淮南子·说林训》

跬步不休，跛鳖千里；累积不辍，可成丘阜③。

12-118《淮南子·修务训》

孔子无黔突④，墨子无煖席。

12-119《史记·魏世家》

居视其所亲，富视其所与⑤，达视其所举，穷视其所不为，贫视其所不取。

12-120《淮南子·氾论训》

故论人之道，贵则观其所举，富则观其所施，穷则观其所不受，贱则观其所不为，贫则观其所不取。

12-121《韩非子·五蠹》

糟糠不饱者，不务粱肉⑥；短褐不完者，不待文绣⑦。

12-122《礼记·檀弓上》

曾子曰："丧有疾⑧，食肉饮酒，必有草木之滋⑨焉，以为姜桂之谓也，子夏丧其子而丧其明⑩。"

12-123《诗·国风·卫风·木瓜》

投我以木瓜，报之以琼琚⑪，匪⑫报也，永以为好也。投我以木桃，

---

① 却："退"也。
② 舍：止宿，一舍为一天。
③ 丘阜：小土山。
④ 黔突：黔，黑也；突，烟囱。
⑤ 与：给予。
⑥ 不务粱肉：务，追求，谋求；粱肉，美食佳肴。
⑦ 文绣：绣，绵一片为绣；文绣，有花纹的纺织品。
⑧ 丧有疾：居丧遇疾。
⑨ 滋："味"也。
⑩ 丧其明：眼睛失明。
⑪ 琼琚：琚，音jū，佩玉名；琼，美玉。
⑫ 匪：不，不是。

报之以琼瑶①，匪报也，永以为好也。

12－124《淮南子·说林训》

不能②耕而欲黍梁，不能织而喜采裳，无事而求其功，难矣。

12－125《诗·国风·庸风·载驰》

陟③彼阿丘④，言采其蝱⑤，女子善怀⑥，亦各有行。许人尤之，众稚⑦且狂。

12－126《诗·小雅·小冯》

不敢暴虎⑧，不敢冯河⑨，人知其一，莫知其他，战战兢兢⑩，如临深渊，如履薄冰。

---

① 瑶：美玉。
② 能：实行。
③ 陟：音 zhì，登。
④ 阿丘：偏侧的高山。
⑤ 蝱：音 méng，贝母。
⑥ 善怀：多忧思。
⑦ 稚：小孩。
⑧ 暴虎：空手捉老虎。
⑨ 冯河：空手跳过河。
⑩ 战战兢兢：恐惧警戒的样子。